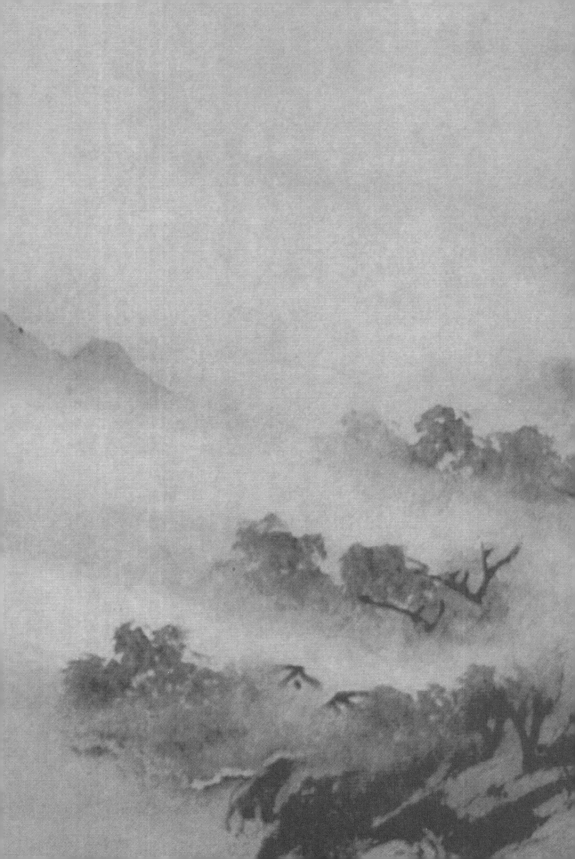

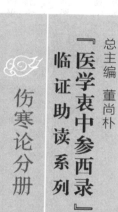

总主编 董尚朴

"医学衷中参西录"临证助读系列

伤寒论分册

主编 吕志杰

编委 马洪仕 吕龙池 吕翠霞
朱小静 李留建 范秉均
郑丰杰 赵光峰 班光国

人民卫生出版社

图书在版编目（CIP）数据

《医学衷中参西录》临证助读系列．伤寒论分册/吕志杰主编．—北京：人民卫生出版社，2016

ISBN 978-7-117-21716-3

Ⅰ．①医… Ⅱ．①吕… Ⅲ．①中国医药学-中国-现代②《伤寒论》

Ⅳ．①R2-52

中国版本图书馆 CIP 数据核字（2016）第 225955 号

人卫智网　www.ipmph.com　医学教育、学术、考试、健康，
　　　　　　　　　　　　　购书智慧智能综合服务平台
人卫官网　www.pmph.com　人卫官方资讯发布平台

《医学衷中参西录》临证助读系列　伤寒论分册

主　　编：吕志杰
出版发行：人民卫生出版社（中继线 010-59780011）
地　　址：北京市朝阳区潘家园南里 19 号
邮　　编：100021
E - mail：pmph @ pmph.com
购书热线：010-59787592　010-59787584　010-65264830
印　　刷：北京盛通印刷股份有限公司
经　　销：新华书店
开　　本：710×1000　1/16　印张：9　插页：4　字数：162 千字
版　　次：2016 年 12 月第 1 版　2016 年 12 月第 1 版第 1 次印刷
标准书号：ISBN 978-7-117-21716-3/R · 21717
定　　价：28.00 元

打击盗版举报电话：010-59787491　E-mail：WQ @ pmph.com
（凡属印装质量问题请与本社市场营销中心联系退换）

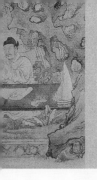

　　学过点儿中医的人，大都知道中国近代有一个中西医汇通学派，有几位代表医家，其中尤为卓著的是张锡纯，他的著作叫《医学衷中参西录》。这都是教材和读物里常常写着的。

　　张锡纯（1860—1933）先生，字寿甫，河北省盐山县张边务村人。他外祖父刘锡论，字纯嘏。《诗·小雅·宾之初筵》曰："锡尔纯嘏，子孙其湛。"他的大名看来是和姥爷的名字相关的。

　　先生生当国势衰颓，民生凋敝的时代，但家境尚可吧？至少自做过迁安县训导的高祖父张宗禹字绍庭者起，曾祖父张云汉字汝霞，祖父张蔡字友三，父亲张彤元字丹亭，代代习儒，都是饱读四书五经之类，贡生庠生之类，舞文弄墨的读书人。先生幼受庭训，备考科举近三十年，后承乃祖乃父之业，教书训蒙也近三十年，对中国传统文化，自然是耳濡目染，寝馈其中了。亲炙门生张坤的《盐山名医张锡纯先生事略》说他"于六经诗文、天元数学，皆精研深究，尤邃易理"，应该不是虚饰之言，可见其造诣之深。用当今的话说，国学根底厎厎的。这对于学习中医是极有帮助的。

　　先生祖父、父亲都博通医术，并且"垂训来兹，谓凡后世子孙，读书之外，可以学医"。先生家学渊源，做学生时兼学医学，做教员时也兼授医学。他自述"广求方书，远自农轩，近至国朝著述诸家，约共搜阅百余种"。古往今来，源流本末，这么大的范围，真可谓"众里寻他千百度"，"独上高楼，望断天涯路"了。

　　归去来兮！闱试不第之后，先生渐渐专心致志于医学了。"绝知此事要躬行"，他十余年"临症者几无虚日"，辨证辨药，孜孜矻矻。其勤笃实验情形，张铭勋《先祖锡纯公传略》中有所例举，而先生著作中呈现在读者眼前的，也满是殚精竭虑，鞠躬尽瘁的身影。古来医谚云"千方易得，一效难求"，临床实践，是医家的第一要务吧？不然，先生贡献给世人的数以百计的效验方剂从何而来呢？又何以风行近百年而至今不衰呢？

　　19世纪，中国内忧外患，风雨飘摇。西风东渐，有志之士欲求科学强国，救亡图存。1897年，先生年近40岁自学代数、几何又及物理、化学、生物学等，成为1904年科举废除后盐山唯一能讲授代数、几何的教员。"苟日新，日日新，又日新。"先生睁开眼睛看世界，学问由古到今至此又由中到外了。而敢为天下先的维新精神、先驱精神则使人感受到了民族和社会的希望所在。

　　然而，怎样对待中外之学又有着种种的不同态度。就医学而言，当时主张废除中医者有之，视西医为异端者有之。即使倡导汇通者，也各有执为主次的差异。先生"年过三旬始见西人医书，颇喜其讲解新异多出中医之外"，但"研究功深，乃知西医新异之理，原多在中医包括之中"，因而力行汇通，命诊所为"中西汇通医社"，但汇通的方略是——衷中参西。

　　衷中，参西。我总觉得这是救中医于颠覆的智慧思想，是方向。昨天是，今天是，明天也是。且二者不可或缺，不可错位。但须小心，这方向也常常被有意无意、有声无声、时而貌似创新、时而俨然尊古地扭曲抑或忽视，无论是昨天、今天，还是明天。

先生说："人生有大愿力，而后有大建树……故学医者，为身家温饱计则愿力小，为济世活人计则愿力大。"愿力，原是佛教用语，即誓愿的力量，多指善愿功德之力。先生"济世活人"的"大愿力"，显然不仅仅是慈悲怜悯的菩萨心肠，而是忧国忧民、救国救民的家国情怀。他的诗句做了最好的注脚："自命生平原不凡，良医良相总空谈。坎坷无碍胸怀阔，遭际常怜国运艰。""神州倏忽变沧桑，骤雨狂风几莫当。时事怆怀增感慨，天心搔首竟苍茫。""独有拳拳消未尽，同胞疴痒系私衷。"他把书斋命名为"志诚堂"，就是把这"大愿力"贴成了座右铭了。张锡纯之为张锡纯，"良有以也"！

于是人们看到了一样样的建树：从戎做军医正，创办中医院做院长，著书立说筹资发行，开诊所带门徒，为医学报刊撰写文稿，办函授医校广育人才……

还有，前些天偶然浏览到先生舅舅家表兄弟的裔孙刘氏写的《张锡纯先生轶事》，说先生乳名张新，参加了1899年兴起的义和团运动。中外反动势力残酷镇压义和团时，先生避难躲在大仁村外祖父家，并在村里学堂任塾师，至今学舍仍在。还说先生帮助打算开业行医的表兄弟设计制作了药橱，药橱至今还使用着，就在黄骅镇仁村卫生院云云。这一年，先生四十岁，壮年成熟。"虽千万人，吾往矣。"反帝爱国，义薄云天！这浓墨重彩的一笔是不能落下的。还有那学舍，那药橱，也应该采取点儿什么保护措施吧？赶紧的。

然而，先生最大的建树还是中医药学的理论和经验。诸如大气下陷、升陷汤、生石膏、山萸肉、变通白虎汤、卫生防疫宝丹，不胜枚举。他影响了几代中医人，而且还将继续影响下去。高山仰止，景行行止，为民族振兴计，为民众健康计，为中医事业计，我们有责任继承、发扬、传播、普及先生的学术思想，并且也得是赶紧的。

先生不算古远，音容宛在。但时过境迁，医学理论、临床实际、语言文字都发生了一些变化，加之先生对医药又有那么多与众不同的独特见识和经验，这使得当代人特别是初学者研读先生著作有点费力了。先从小处做起，于是我们决计注释、提点、评析先生的著作，给学习、运用者提供方便。

感谢人民卫生出版社编辑的精心策划，感谢若干同好慨然担当、分头行动。我自己也虔诚敬畏地一再审读。倘若这套"助读"，能为读者学用先生著作帮一点点小忙，那就喜出望外了。

我们的修养有限，注评失当之处是难免的。在这儿，弱弱地请一句：有识之士，幸以教焉。

董尚朴

2016 年 3 月 18 日

编写说明

《医学衷中参西录》共 8 期。

第 1 期 1918 年出版。 第 2 期、第 3 期 1919 年先后出版。 1920 年将前三期合编（《处方学》），分上、下 2 册各 4 卷共 8 卷出版，印行 3 版。 第 4 期（《药物讲义》）1924 年 1 册 5 卷出版，印行 4 版。 第 5 期（《医论》）1928 年分上、下 2 册共 8 卷出版，印行 3 版。 1929 年第 6 期（《医案附诗草》）1 册 5 卷出版，印行 2 版。 以上 6 期多次版行中，张锡纯多次增删，内容变化较大。 第 7 期（《伤寒讲义》）1 册 4 卷是张锡纯逝世后，其子张荫潮整理，1934 年出版，印行 2 版。

1935 年后，以上 7 期共 30 卷，又多次再版发行，每次都经过其子张荫潮、其孙张铭勋及门生好友等校订。

1957 年，经河北省卫生工作者协会审定，河北人民出版社分 3 册出版全书。 其中，张铭勋献出张锡纯遗稿（《医话拾零》与《〈三三医书〉评》）作为第 8 期编入，并撰写了《先祖锡纯公传略》。 该次审定采用各期最后版本校勘、标点，但删改了与医学无关紧要的文字。 1974 年出版了上、下 2 册的修订本，1977 年出版了合订本。

1985 年河北科学技术出版社出版上、中、下 3 册本，除因篇幅较长，未收第 6 期第 5 卷《种菊轩诗草》外，收入全部内容，文字依其旧貌，各期均以最后一版为底本，参考其他版本校点。

本次"《医学衷中参西录》临证助读系列"注评本，内容、文字以河北科学技术出版社 1985 年版为底本，仍未收入第 6 期第 5 卷《种菊轩诗草》，同时参考其他版本进行了校订，并保持各期各卷独立完整性，分为《药论分册》《方论分册》《医案分册》《医论分册》《伤寒论分册》共 5 册出版。

编排方式，《医学衷中参西录》原著文字采用宋体字，其自注文字、处方药物剂量和炮制法均排小字。 我们所做的注评文字采用楷体字，字词注释排在文内，用括号分开；知识和思路提点排在翻口侧；学术评析按语排在文后。

原文中异体字，一律使用目前通行的规范字，如疼与酸、㼌与浸、煖与暖等，用后者。

原文中词汇在各个时期有不同写法，一律使用目前通行的规范写法，如烦燥与烦躁、迟顿与迟钝、（言语）蹇涩与謇涩等，用后者。

原文中中药名称与目前《中华人民共和国药典》（2015 版）名称同音不同字者，一律使用目前通行的规范写法，如黄耆与黄芪、蝉退与蝉蜕、鸭蛋子与鸦胆子、栝楼与瓜蒌等，用后者。

编者

2016 年 3 月 1 日

前言

张锡纯是近代杰出的临床家、理论家，是具有创新精神的开拓者，是审时度势，"衷中参西"的先驱者之一。他撰著的《医学衷中参西录》，约八十万言，从1918年至1934年陆续刊行。《伤寒论讲义》为《医学衷中参西录》第七期，是其晚年之著作，乃积平生对《伤寒论》研究之心得与运用经方之案例，理论实践，融会贯通而成。

我们通过对张锡纯《伤寒论讲义》中某些论点的评论，以启发读者的思路，提高学习效果。点评之处，力求画龙点睛，或阐发其精义妙理，或分析其宝贵经验，或提出质疑，或引申发挥……引人入胜的点评，犹如与寿甫先生天地对话，与读者商讨之。具体的点评方法：先是认真拜读全书，把握前后全部内容，然后再专攻《伤寒论讲义》，加以点评，并对其引文认真校对；对伤寒原文，补充序号。

我坚持临床几十年，授课主讲《金匮要略》，多年来不仅研究《金匮要略》，并且研究《伤寒论》，10多年前主编《仲景方药古今应用》，近年来编著出版《伤寒杂病论研究大成》等专著。以研究成果为资本，尽心点评。为了更好地做好点评，我组织了数位从事教学或临床而年富力强的同仁共同为之，以弘扬医学思想，彰显张锡纯学术成果为目的。

吕志杰

2016年3月31日

先祖锡纯公传略

　　先祖名锡纯，字寿甫。清咸丰十年生于河北省盐山县张边务乡。自幼聪明，稍长入学，读诗及经史百家，能过目不忘。年十余岁，先曾祖拟试帖诗课，以"天宝官人"命题，先祖诗中有"月送满官愁"之句，先曾祖大加称赏。稍长，于读书之暇，兼习医理，能触类旁通，于古人言外之旨，别有会心。及长，临症既多，有所悟则随时记述成篇。自立新方，亦发明其所以然之故，且附验案于后。积久成《医学衷中参西录》八卷，以后屡次重印，屡次增加，即前三期合编是也。先祖临床用药，匠心独运，往往一方中用一药至数两，或仅以一二药为方，力取其专，见效尤捷，故对于药效体验尤深。因将个人独得之秘，为前人所未道者，逐味记述，又附常用西药于后，即《医学衷中参西录》第四期是也。是时，《奉天医学杂志》《上海中医杂志》《医界春秋》《杭州三三医报》《绍兴医学报》《山西医学杂志》《汉口中西医学杂志》《如皋医学报》《新加坡医学杂志》，均先后聘先祖为特约撰述。其稿散见于各志报者甚多，后乃汇为一编，即《医学衷中参西录》第五期是也。至其临床验案，或散见于各杂志，或藏于家，汇集而成《医学衷中参西录》第六期。晚年设国医函授学校于天津，预定讲义先著《伤寒》。是年先祖已七十有四，日间诊病，夜间写稿，辛劳交加，《伤寒》稿甫成，是秋乃一病不起。先君治丧毕，整理遗稿付印，为《医学衷中参西录》第七期。先祖自幼从先曾祖读书于家，稍长即教读于乡，兼研医学。为人治病，往往力排众议，独任其责，群医束手不治之症，先祖辄以大剂生之，远近咸服其胆识。辛亥以后，从戎赴武汉。民国七年去奉天，创设立达中医院。直奉战时，由奉回乡，悬壶于沧县。民国十七年，由沧县徙居天津。先祖一生治学重实验，甘遂、细辛、巴豆、硫磺、花椒之猛，皆亲尝以验其毒性。曾记先祖服花椒二三钱，肺不能吸而胸闷，饮凉水数碗，移时始解；口嚼服甘遂一二钱，未觉瞑眩，惟泻下水饮及凝痰少许，始悟降痰之力数倍于硝、黄，而为治狂之圣药；又曾煎服麻黄八钱，以验其发散之力；又体会气功吸升呼降之法，传授多人，愈疾尤伙。各处有志之士，多列入先祖之门，其尤著者：隆昌周禹锡，如皋陈爱棠、李慰农，通县高砚樵，祁阳王攻醒，深县张方舆，天津孙玉泉、李宝和，辽宁仲晓秋……皆卓然名于时。至于当时与先祖声气相孚之挚友，如汉口冉雪峰、嘉定张山雷、奉天刘冕堂、泰兴杨如侯、广东刘蔚楚、慈溪张生甫、吴县陆晋笙诸先生，皆一时硕彦。先祖于时贤中，独心折冉雪峰先生渊博，以为不可及。先祖一九三三年八月谢世时，铭勋年方十七八，昏昧无知，所闻于先君及先祖及门诸君子者，略如是。至如先祖一生为学术奋斗之精神，及治学方针，张君方舆所撰《事略》较为详尽，附录于后。　　盐山张铭勋述

盐山名医张锡纯先生事略

呜呼！吾师盐山张先生既殁二十一年矣！其独心孤诣之学，卓荦不羁之行，迄今犹在人耳目。第恐历悠久而不彰也，于是坤谨举所知，述之如次。先生讳锡纯，字寿甫，姓张氏。先世由山东诸城徙居河北，遂为盐山县人。曾祖汝霞，祖荣，父彤元，皆厚德有声庠序。先生幼而颖悟，弱冠补博士弟子员，于六经诗文、天元数学，皆精研深究，尤邃易理。顾性任侠好义，若不知贫富贵贱可择而取也。丁父丧，哀毁骨立，秉遗训专心治医学，于《本经》、《内》、《难》、仲景书，寝馈有年。其临症也，化裁古方，独出新意。读《灵》《素》悟得大气之源，制升陷汤，能起膏肓之疾。会西医输入，治中医者多愤慨，先生则抱其精华以翼吾道，取其药物以入吾方，不主故常，乃相得而益彰也。辛亥革命后，应德州驻军统领黄君之聘，为军医正，移师武汉，载誉与俱。内政部长刘君，尤器重之，民国七年设立达医院于沈阳，延先生以为之长。中医之有院，实自此始。西医难治之症，经先生救疗，则多立起，称之者扬溢海内。而海内医学报刊，争列先生之名以为重。先生与江西陆晋笙、杨如侯，广东刘蔚楚，同负盛名，为"医林四大家"；又与慈溪张生甫，嘉定张山雷，为"名医三张"。晚年隐居天津，以著述课徒娱老。教门弟子，力辟医不叩门之谬说。故先生诊病，有疑义难遽断定者，辄翻书箱，或绕室往复不能休。既有所悟，虽昏夜立命车诣病家，携药督煎，维护达旦，盖每救人于殓服已具之顷。先生精心于医，辨症之慎，历四十余年如一日。著述等身，而稿多散佚，行于世者有《医学衷中参西录》二十九卷，《种菊轩诗草》一卷。先生卒于公元一九三三年农历八月八日，春秋七十有四。其年九月，葬盐山张边务祖茔，夫人王氏祔焉。子三：荫潮、荫沆、荫润，女一，适刘某。孙四：铭盛、铭勋、铭凯、铭尧。荫潮治医，胆识过人，有父风焉；铭勋好学，能席祖若父业。先生殁时，有卢俊升者哭甚哀，众劝止，且问之。俊升曰：我籍豫中，幼年孤苦无所依，义父怜我，抚育二十余年，为我授室，令自立门户，始得有今日。闻者亦为泪下。先生殁逾五年，荫潮以心疾卒。翌年，天津洪水没其居，先生之遗书荡然尽矣，而海内求先生书者，遂不可得。坤亲炙于先生，不敢自谓能传先生学术之百一，思先生之教泽甚深，因诠次先生之事实，冀述医学史者，有以采览焉。　　公元一九五四年六月，弟子张坤谨述

目录

目录

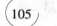

医学衷中参西录第七期

有客馈活鲤鱼两尾，皆长尺余，急命孙辈送之河中。又家人买鱼中鳢鱼一尾独活，亦命孙辈送河中。因作放鱼诗以留纪念，且欲令孙辈知惜物命也。

> 鳢眠知拱北，鲤鱼化为能。
> 水阔任游泳，何落人手中。
> 送汝归江去，潭深少露踪。
> 闻香莫贪饵，网罟避重重。
> 随流多食物，慎勿害微生。

此诗为先师未殁前二日所作，仁慈之怀，溢于言表，与周子养鱼记同一怀抱，可并垂千古。于病患缠绵中，犹能有此豪兴，信非学深养到者不能也。

受业李宝和记

题先师张寿甫先生遗像

> 先生义气薄重霄，遗像神姿万古豪；
> 一片婆心昭日月，千秋令闻卿云高。
> 精思慧眼轶群伦，冀北神医天下闻；
> 试缅音容怀叔度，高山安仰挹清芬。

深县受业张堃方舆顿首

医学衷中参西录第七期

　　古圣贤作医学，以救济群生，为举世日用，所需甚于水火，进而与世运相消息、相盛衰。岐黄衣钵，代有传人，间世一出，良有以也。盐山张寿甫先生，寝馈医学，垂五十年，博综典籍，神明而变化之，辨天道之盈虚消长，察禀赋之南北各殊，因时辨方，按脉立法，会通今古，兼用中西。四方学者归之如云，而先生不厌不倦，复遂同仁之请，设函授学校，以广流传。先生冲和直谅，济世为怀，延诊求方者，户屦常满，沉疴宿症，无不立应，应无不效。而请益者，或前席陈词，或函牍粉沓，口讲手答，竟委穷源，言无不尽，甚或漏夜未尝有倦容。居迪尝请先生量为同志分劳，以事珍卫。先生愀然曰："病机之变，万有不齐，一字之微，毫厘千里，曷敢稍自懈逸，假手于人哉！"呜呼，先生布衣蔬食，不慕荣利，与夫《衷中参西录》六期，固人所共知者耳，而先生之立身植品，一以圣贤为指归。譬彼谈佛，世人但知我佛之成道救人，而我佛之投崖饲虎，殆未能尽知也。先生诚千古之传人哉！癸酉秋，居迪道次津沽，见先生精神奕奕，宏论博议，犹如往昔，乃别。经匝月，逮还沽上，而先生已归道山。回忆别时，先生若有不愉色者，然岂预有所知耶？小儿毓瀛幸辱门墙，备蒙教育，未及一修北面之仪，其抱憾又何如耶？长公子春生兄，梓函授遗篇，为《衷中参西录》第七期以行世，是未读《伤寒论》者，固不可不读；已读《伤寒论》者，尤不可不读之书也。虽止于《伤寒论》，而大要可以类推。春生兄克继先业，家学渊源，自必能神明变化，以成先生未竟之志，而济世寿民讵有量哉！

甲戌暮春河间王居迪惠安

医学衷中参西录第七期

　　范文正公曰："不为良相，必为良医。"盖以燮理阴阳，补偏救弊，致平而定乱，起死而回生，良相、良医其揆一也。或曰举一政而四海胪欢，进一言而万民食德，良相之丰功伟烈，岂医者三指一方所可侔哉？曰不然，子之所拟述而不作之时医，而非所谓良医也。良医者，必先治儒通经，寝馈于《本经》《灵》《素》，能于医理触类旁通，发人之所未发，然后本悲天悯人之怀，出其绪余以问世，进而济众临证则妙绪环生，退而著书立论而名山不朽。仲景而后，代有闻人，若晋之王叔和、唐之孙思邈、宋之成无己、明之喻嘉言，以及有清徐、张诸贤皆是也。中古以后，治乱相寻，世少长治久安之策，而多活人济世之书，是良相致治一时，犹未若良医垂法千古也。吾先师张寿甫先生，品学身世，于本集各期序文及前三期自序已见崖略，称之为良医，洵无愧色矣。及读先生之书，仰见肫肫恳恳之诚，流露行间字里，其善气迎人之概，求之他书未之有也。发明医理，本诸载籍，以求弦外之音。如畅论大气，发人之所未发；化裁经方，言人之所不敢言。以古今禀赋不同，为体以亲尝药力之特效，为用不空谈、不讳过，立身于不败之地。语可惊人，而效归实用，求之前贤亦未之有也。故《衷中参西录》前出六期，久已名重医林，风行海内，私淑名流，遵用方论，救人无算。先生意犹未足，于癸酉春，发起医学函授，先生时年七十有四岁，精神矍铄，乐此不疲，手制讲义，夜分不倦。函授要目，首重伤寒；继之以温病、杂病，以及临床医话，范围愈广，预定四年毕业。尝曰："吾老矣，今将未了之事，托诸函授，四年之后，吾门中必有人材辈出，以行吾志，则可息影田园，乐吾天年矣。"时不敏亦列门墙，方自期许，不图是年八月，先生遽归道山，伤寒讲义方告结束，温病正在开端，仅得遗方十一首。长公子春生君，裒辑讲义成书付梓，公之于世，名曰《衷中参西录》第七期，与前第六期合为一集，成先志也。书中名贵之处，笔难尽述，要在繁征博引，与古为新，而又与古人精蕴天然合拍，水到渠成，汇为大观。论断中有云吾人生于古人之后，不可以古人之才智囿我，实贵以古人之才智启我。然后医学方有进步。呜呼！寥寥数语，可见吾师毕生之志矣，谓之为全书三昧亦宜。

　　　　　　中华民国二十有三年甲戌春二月通县受业高崇勋砚樵谨序

《衷中参西录》 第七期

寻到源头一苇航，天空海阔任平章；
洛阳已贵名山集，又见七期肘后方。

百家曾已注伤寒，剩义无多智欲殚；
独取经方加变化，古今禀赋岂同看。

卅年心血结晶莹，扫尽飞云月自明；
且把六经为注脚，果然一语息纷争。

温病遗方十首多，坳堂杯水起洪波；
新机肯傍他人户，绝笔麟经意若何。

吉光片羽自成家，天外奇峰灿落霞；
拾得寒山微意后，春风满座话长沙。

欲将心事付鸿篇，满纸云烟朵朵莲；
天意果然关造化，长留遗憾永年年。

通县受业高崇勋砚樵谨识

医学衷中参西录第七期

林序

　　圣人以益世为心，不以名利自私。农黄之世道，在君相既明农教稼、制礼作乐，而天行时气、饮食、寒暑，恐民之不免于疾病也，乃复阐明医理，圣人之用心其周匝为何如乎！降及后世，人心日偷，医者多炫其术以市利，又或不学无术，以其生人者杀人，虽历代不乏名家著述，然自仲景而后，多空谈玄理，鲜能证诸实验。遂使我中华数千年神圣医学，几如曙后晨星矣。吾师盐山张寿甫先生，博学穷经，感医学之颓废，怅医德之沦丧，慨然以振兴医学为己任。行道数十年，足迹遍天下，沉疴宿痼群医束手，一经诊视，无不着手回春。所著《医学衷中参西录》凡六集，不仅风行遍国中，西人亦译为番文，奉为圭臬。书丹拳拳，私淑亦既有年，衣食奔逐，未能执弟子之役。自先生设立函授医学校，始得附列门墙。讲义以《伤寒论》开始，且《伤寒》一书虽代有注者，仍不免附会牵强，晦涩罕通。先生反复解释，胥以经验证明，使学者易于领悟，顾书丹素性鲁钝，请益繁多，函牍往还，无或有间，先生不责其渎，而勖其勤，随问批答，瀹我性灵，益我神智，方期努力加勉，仰答裁成。何意六经讲义甫毕，而先生遽归道山。呜呼！先生绝诣苦心，竟抱憾以终。天耶？数耶？不禁令人痛哭矣。今春生大兄，汇集诸稿，梓为《衷中参西录》第七期以行世，诚度世之金针，救时之宝筏，岂独垂名于当世，尤当流泽于千秋也。犹忆书丹于壬申之秋，展谒师门时，先生施诊远道，未得一亲杖履，乃竟未能再申瞻拜之仪，心丧讵有穷期耶？爰于书成之日，略书数语以志哀悼。

　　　　　　　　　　甲戌清和月受业门人长乐林书丹谨识

医学衷中参西录第七期

　　予尝学道于段正元师尊之门。师曰："读古人之书，不被古人所愚，学今人之学，不被今人所惑，从容中道，择善而从，其庶几乎？"予尝本此旨，以求天下之士而不可得。后遇张寿甫先生于津门，先生盐山名儒，经史淹通，举凡中外科学，天文、算数、声光、电化，莫不研究有得。居常以天下事自任，其后怀才不遇，遂隐于医，历游国内通商大埠，南至汉皋，东抵辽沈，所至博采旁搜，以资医理之研究。后乃卜居津门，以其平生经验，著《医学衷中参西录》，先后出书凡六期，共二十五卷，风行全国，远至异邦。千古疑难大症，前贤所委为不治者，先生皆自立新方，效如桴鼓。海内贤达，奉为师资者有年矣。顾先生犹以为未足，尝谓轩岐、仲景之书，大经大法固已灿然，然辗转传写讹错不鲜，且时代变迁，人之禀赋各异，故药之凉热，方之配合，均宜酌古准今，权轻重、峻缓之不同，察天时、人事之迭变，为之变通改正而后可。而前人之注解，多为古人作奴隶，有不可通者，亦强为之解，是不特厚诬古人，亦且遗害于来世。于是先生复设函授医学，手著讲义，经验与理想同归，哲学与科学相合，融冶今古，汇通中外，独辟统系，列为成书。古代医圣之心传，一语道及，石破天惊，为中华医界开一新纪元。学者本此，以求病无遁情，胸有成竹，如饮上池之水，洞见癥结，以之治疾，何疾不瘳？是诚功同良相，博济苍生者也。若段师尊之所称，先生可以当之矣。予幼承庭训，读书之余兼习医理，忽忽十年苦无门径可寻，自聆先生名论，钦佩莫名，于是五体投地，亲受师门。先生诲人不倦，每有疑难辄反复剖解，若唯恐人之不喻者，亦见其诱导后学之至意也。予方以得名师自幸，而先生于伤寒大纲甫经完毕，温病方一入手之际，竟驾返道山，时癸酉八月初八日也，先生寿七十有四。犹忆是岁七月间，造先生处执卷问难，先生讲解毕，援笔成自咏诗云："八旬已近又何求，意匠经营日不休；但愿同胞皆上寿，敢云身后有千秋。"书成唏嘘。不料竟成谶语，痛矣！先生哲嗣春生兄，家学渊源，其论证处方，胆识过人，有先生风。曾充前京畿卫戍司令部军医官，今继承先志，行道津门。各处同学函简纷来，咸以将先生函授遗稿付印为请，爰详加校订，付之手民，为《衷中参西录》第七期。予以深蒙先生指导之惠，而又叹春生兄之克绍先志也，略述颠末，而为之序云。

　　　　民国二十三年甲戌正月受业门人深县张壂方舆敬序

医学衷中参西录第七期

　　参赞化育，燮理阴阳，古圣贤致身君相，行道于国者之所为也。挽天地之沴疠，救斯民之疾苦，士君子抱道在躬，不遇于时者之所为也。范文正公云："不为良相，愿为良医。"夫非以济世活人厥相功同欤？我师寿甫先生，当代名儒，怀抱利器，不得志于场屋，遂绝意仕，进而隐于医坛，九折之良，得轩岐之秘，垣方洞见，著手春成，奇论鸿篇，化通微莫。前著《衷中参西录》已出版者凡六期，久已名满天下，无待予之饶舌矣。癸酉春复设函授医学，所著讲义，首论伤寒，凡古人未发之意，先圣言外之旨，不惜倾囊倒箧而出，苦口婆心，唤醒梦梦，一正中医数千年之讹谬，诚度人之金针，救世之宝筏也。先生云伤寒完毕，继将各科依次发挥，孰料伤寒甫成，温病甫一入手，先生竟驾归道山。泰山其颓，梁木其坏，诚可为我医界痛哭矣。今先生哲嗣春生兄，校勘遗稿，将付之梓，为《衷中参西录》第七期，予以亲受先生，宿受教诲，师恩未报，有不能已于言者，爰不揣冒昧，而为之序。

冀县受业刘明宝谨识

医学衷中参西录第七期

孙序

　　医者意也，君子之道也。何则？夫药能生人，亦能杀人。若学焉而不精，方药乱投，其不至以生人者杀人几希？又有稍精于术者，偶有心得，秘而不传，自高身价，以为博取厚利之资，是皆贱丈夫之所为，甚非古人济世活人之深意也。惟我师张寿甫先生，黄卷功深，青囊学富，囊括中外，融贯古今，审证详而确，处方简而效，无论贫富，有求必应，故受其惠者不可胜数。诊余之暇，集四十余年之心得，成《衷中参西录》六期，都二十五卷。问世以来，风行全国，远至欧美，有口皆碑，勿待予之赘述矣。晚年卜居津门，复设中医函授学校，受业者遍全国。先生编著讲义，焚膏继晷，孜孜不倦，因劳苦过度于癸酉八月间谢世长辞，寿七十有四。呜呼！先生可谓鞠躬尽瘁于医界矣。先师生平著作，多发前人所未发，言今人之不敢言，时人称为医界革命第一人，洵不诬也。其长公子春生亦精于医，继父业行道津门，盛名卓著，因不敢埋没先生之遗志，故集《伤寒论》旧稿，以成《衷中参西录》第七期，付之剞劂，公之于世，行见灾疹消弭、二竖潜纵，抑亦登斯民于寿域也。

天津受业门人孙玉泉静明谨识

医学衷中参西录第七期

余因感弟妹等染疫，误于庸手，乃从吾师张公寿甫习医。我师面命耳提，诲人不倦。余方庆略有进益，忽我师以编纂函授讲义，劳心过甚，遽归道山，至今思之，余痛犹未已也。今春生学兄，将伤寒讲义汇订成册，公诸医界，余因缅怀师恩，勉成七绝四章，自愧不工，着粪之讥，知所难免，抑亦聊志吾师之生平云尔。

妙手回春本自成，满腔心血为苍生；
霖雨遍敷三千界，不见哀声见义声。
绛帐春风煦煦融，满门桃李拜张公；
及时化雨原无价，卅卷青囊启众蒙。
七十高年又四秋，平生大愿未全酬；
伤寒要义名千古，温病遗方与世留。
我师道满已登仙，犹忆灯前细细传；
念念音容空幻想，行间字里自思研。

天津受业李宝和允中拜题

医学衷中参西录第七期

先严寿甫府君，以医问世垂五十年，所著《医学衷中参西录》，循期印行已至六期，历蒙海内医学名家交口称赞，游扬备至，先严感深知己，益乐道不倦。癸酉春，复有医学函授之组设，及门同学多有俊义，所授学理亦一洗肤浅，盖旨趣所寄，欲将毕生心血最后表见于世也。原定方策四年毕业，课程首先精研《伤寒》《温病》《金匮》杂证，而后殿以医话汇为大观。惜天不我佑，编发讲义伤寒甫毕，温病正在开端，先严竟于是年秋八月谢世，抱憾以终。呜呼，可不痛哉！荫潮不肖，自幼随侍先严读书，耳提面命，少得绪余，何期惨遭大故。思有以勉继先志，谨将先严遗著《伤寒论讲义》及最后手泽温病验方十一首编辑成书，公之于世，为《衷中参西录》第七期。感蒙诸贤远道赐序，有光简册，并拟广征医林前辈以及同门硕彦，凡曾与先严通函、晤面，研摩医理、质疑问难，重要之简翰、谈片、集锦、零纨，缤纷下惠，继以荫潮生平所闻，于先严之医训，其理论为前所未发明者，汇为医话拾零，以作是集八期之续，盖亦继志述事之微意，惟海内贤达有以教之幸甚。

不肖男荫潮谨识

医学衷中参西录第七期第一卷

六经总论

伤寒治法以六经分篇，然手足各有六经，实则十二经也。手足之经既有十二，而《伤寒论》但分为六经者何也？按《内经》之论十二经也，凡言某经而不明言其为手经、足经者皆系足经，至言手经则必明言其为手某经。盖人之足经长、手经短，足经大、手经小，足经原可以统手经，但言足经而手经亦恒（常常）寓其中矣[1]。《伤寒论》之以六经分篇，此遵《内经》定例，寓手经于足经中也。彼解《伤寒论》者，谓其所言之六经皆系足经，是犹未明仲景著伤寒之深意也。

经者，气血流通之处也。人之脏腑与某经相通，即为某经之府，其流通之气血原由府发出，而外感之内侵遂多以府为归宿。今将手足十二经及手足十二经之府详列于下。

手足虽有十二经，其名则分为六经，因手足经之名原相同也。其经有阴有阳，其阳经分太阳、阳明、少阳，其阴经分太阴、少阴、厥阴。其阴阳之经原互相表里，太阳与少阴为表里，阳明与太阴为表里，少阳与厥阴为表里。凡互为表里者，因其阴阳之经并行，其阳行于表，阴行于里也。至于经之分属于府者，足太阳经之府在膀胱，足少阴经之府在肾，足阳明经之府在胃，足太阴经之府在脾，足少阳经之府在胆，足厥阴经之府在肝，此足之三阴、三阳经与府也。

手之太阳经其府在小肠，手之少阴经其府在心，手之阳明经其府在大肠，手之太阴经其府在肺，手之少阳经其府在三焦，手之厥阴经其府在心胞，此手之三阴、三阳经与府也。

阳经为阴经之表，而太阳经又为表中之表。其经之大都会在背，而实则为周身之外廓，周身之营血卫气皆赖其卫护保合，且具有充分之热力，为营卫御外感之内侵，是以《内经》名之为巨阳。推原其热力之由来，不外君、相二火。君火生于心之血脉与肺相循环，而散热于胸中大气一名宗气以外通于营卫，此如日丽中天有

[1] 张锡纯于此"十二经"之解，破解了古人所谓"伤寒传足不传手"之说。仲圣但言足六经，而手六经"亦恒寓其中矣"。例如，《伤寒论》曰"胃中必有燥屎五六枚"（215），实乃言肠中也。以《灵枢·本输》曰："大肠小肠皆属于胃。"又如服小柴胡汤之后，"上焦得通，津液得下，胃气因和，身濈然汗出而解"（230），此手少阳三焦"决渎之官"之功之变也。

仲景六经体系以足经为主，兼涉手经，但未必都及手经，如足太阴脾未必兼手太阴肺，足太阳膀胱未必兼手太阳小肠。仲景六经分类的依据是按阳气的多少来分，六经兼及脏腑而未必囿于脏腑。

阳光下济之热也，是以其经名为太阳。相火生于肾中命门，肾原属水，中藏相火，其水火蒸热之气，由膀胱连三焦之脂膜以透达于身之外表，此犹地心水火之气地中心有水火之气应春令上透地面以生热也，为其热力发于水中，故太阳之经又名太阳寒水之经也。为太阳经之热力生于君、相二火，是以其经不但以膀胱为府，而亦以胸中为府，观《伤寒论》陷胸诸汤、丸及泻心诸汤，皆列于太阳篇中可知也。

至于人病伤寒，其六经相传之次第，详于《内经素问·热论篇》，谓"人之伤于寒也，则为病热……一日巨阳受之，故头项痛，腰脊强。二日阳明受之，阳明主肉，其脉侠（同夹）鼻络于目，故身热目疼而鼻干不得卧也。三日少阳受之，少阳主胆，其脉循胁络于耳，故胸胁痛而耳聋。三阳经络皆受其病，而未入于脏者，故可汗而已。四日太阴受之，太阴脉布胃中络于嗌咽喉，故腹满而嗌干。五日少阴受之，少阴脉贯肾络于肺，系舌本，故口燥舌干而渴。六日厥阴受之，厥阴脉循阴器而络于肝，故烦满而囊缩。经络受病入于府者，故可下而已[1]。"此《内经》论六经相传之次第也。至《伤寒论》六经之次序，皆以《内经》为法，而未明言其日传一经。至愚生平临证之实验，见有伤寒至旬日，病犹在太阳之府者，至他经相传之日期，亦无一定，盖《内经》言其常，而病情之变化恒有出于常例之外者，至传至某经，即现某经之病状，此又不尽然，推原其所以然之故，且加以生平临证之实验，知传至某经即现某经之病状者，多系因其经先有内伤也[2]。若无内伤，则传至某经恒有不即现某经之病时，此在临证者细心体察耳。至于六经之命名，手足皆同，然有因手经发源之府而命名者，有因足经发源之府而命名者。如太阳经名为太阳寒水之经，此原因足太阳之府命名，而手太阳亦名太阳寒水之经者，是以足经而连带其手经也。他如阳明经名为阳明燥金之经，是因手阳明之府命名手阳明府大肠属金，其互为表里之肺亦属金，而足阳明经亦名阳明燥

[1] 与《素问·热论》对校，无"经络……而已"13个字。

[2] 此惊人之语，实乃经验之谈！求索伤寒杂病辨证论治之规律，千变万化的病因，可归纳为内因、外因、内外相因三方面。"内外相因"即指先有内伤杂病，又感受外邪。

金之经者，是以手经而连带其足经也。少阳经名为少阳相火之经，此因足少阳之府命名胆中寄有相火，而手少阳经亦名为少阳相火之经者，是以足经而连带其手经也。太阴经名为太阴湿土之经，此因足太阴之府命名脾为湿土，而手太阴经亦名太阴湿土之经者，是以足经而连带其手经也。少阴经名为少阴君火之经，此因手少阴之府命名心为君火，而足少阴经亦名少阴君火之经者，是以手经而连带其足经也。厥阴经名为厥阴风木之经，此因足厥阴之府命名肝属木而主风，而手厥阴经亦名厥阴风木之经者，是以足经而连带其手经也。此手足十二经可并为六经之义也。

按语：古今治伤寒有见地的名医学者认为，六经之要义有二：其一，"经者，径也"；其二，"经者，界也"。可知六经辨证既是经络辨证，又是脏腑辨证，是脏腑经络辨证的总称。

太阳病桂枝汤证

病名伤寒，而太阳篇之开端，实中风、伤寒、风温并列，盖寒气多随风至，是中风者伤寒之诱起也。无论中风、伤寒，入阳明后皆化为温，是温病者伤寒之归宿也。惟其初得之时，中风、伤寒、温病，当分三种治法耳。为中风为伤寒之诱起，是以太阳篇开始之第一方为桂枝汤，其方原为治中风而设也。

《伤寒论》原文：**太阳病，发热，汗出，恶风，脉缓者**缓脉与迟脉不同，脉搏以一息四至为准，脉迟者不足四至，若缓脉则至数不改似有懒动之意[1]，**名为中风**。（2）

太阳中风，阳浮而阴弱脉法关前为阳，关后为阴，其浮脉见于关前，弱脉见于关后，浮者着手即得，弱者不任重按[2]。**阳浮者热自发，阴弱者汗自出，啬啬恶寒**单弱不胜寒之意，**淅淅恶风**为风所伤恒畏风声之意，**翕翕**（xīxī）**发热**其热蕴而不散之意，**鼻鸣干呕者，桂枝汤主之**。（12）

【桂枝汤方】 桂枝三两，去皮 芍药三两 炙甘草二两 生姜三两 大枣十二枚，擘 上五味㕮咀，以水七

[1] 此论"脉缓者"，非从至数而言。成无己说："伤寒脉紧，伤风脉缓者，寒性紧急而风性解缓故也。"外感发热患者，必体温增高，其脉象岂能不数？

[2] 脉分阴阳，或以关前后之寸尺言，或以浮沉而言。

《医学衷中参西录》临证助读系列

伤寒论分册

14

升，微火煮取三升，去滓，适寒温，服一升。服已须臾，啜（chuò，饮、吃）热稀粥一升余，以助药力，温覆令一时许，遍身微似[1]有汗者益佳，不可令如水流漓，病必不除。若一服汗出病瘥愈也，停后服，不必尽剂。若不汗，更服依前法。又不汗，后服小促其间，半日许令三服尽。若病重者，一日一夜服，周时观之。服一剂尽，病证犹在者，更作服。若汗不出，乃服至二三剂。禁生冷、粘滑、肉面、五辛、酒酪、臭恶等物。

古用桂枝，但取新生枝之嫩尖[2]，折视之皮骨不分，若见有皮骨可分者，去之不用，非去枝上之皮也。

陈古愚[3]曰：桂枝辛温，阳也；芍药苦平，阴也。桂枝又得生姜之辛，同气相求，可恃之以调周身之阳气；芍药而得大枣、甘草之甘，则甘苦化合，可恃之以滋周身之阴液。即取大补阴阳之品，养其汗源为胜邪之本，又啜粥以助之，取水谷之津以为汗，汗后毫不受伤，所谓立身有不败之地以图万全也。

人之营卫皆在太阳部位，卫主皮毛，皮毛之内有白膜一层名为腠理，腠理之内遍布微丝血管即营也。其人若卫气充盛，可为周身之外围，即受风不能深入此受风，不可名为中风，其人恒多汗闭不出，迨其卫气流通，其风自去，原可不药而愈也。至桂枝汤所主之证，乃卫气虚弱，不能护卫其营分，外感之风直透卫而入营，其营为风邪所伤，又乏卫之保护，是以易于出汗。其发热者，因营分中之微丝血管原有自心传来之热，而有风以扰之，则更激发其热也。其恶风者，因卫虚无御风之力，而病之起点又由于风也。

推原其卫气不能卫护之故，实由于胸中大气之虚损[4]。《灵枢·五味篇》曰："谷始入于胃，其精微者，先出于胃之两焦，以溉五脏，别出两行，营卫之道，其大气之抟而不行者，积于胸中，命曰气海。"由斯观之，营卫原与胸中大气息息相通，而大气实为营卫内部之大都会。愚临证实验以来，见有大气虚者，其营卫即不能护卫于外而汗出淋漓。夫大气原赖水谷之气时时培

[1] 《尔雅》释"似"为"嗣也"，即持续之义。

[2] 桂枝为3—7月间剪取的嫩枝，气清香，味甜微辛，轻扬升散。

[3] 陈古愚：清代医家，曾注《伤寒论》。

[4] 此论将卫气与胸中大气，以及啜粥与助胸中大气联系起来，发前人所未言。张锡纯在研究《黄帝内经》的基础上，将营卫之气归属于大气，足见其对大气的重视，并提出大气下陷说，创升陷汤。在他的著作中将人体之气分为3种，即上焦有大气，中焦有中气，下焦有元气。临床上有一类气虚血瘀的冠心病患者，在补气活血化瘀的基础上加升提之品确能提高疗效。如此，升陷汤可与东垣的补中益气汤、仲圣的八味肾气丸鼎足而立，三焦气虚各有主证主方。

养，观服桂枝汤者当啜热粥以助药力，此不惟助其速于出汗，实兼欲助胸中大气以固营卫之本源也。

或问：桂枝汤提纲中原谓"阴弱者汗自出"，未尝言阳弱者汗自出也。夫关后为阴主血，关前为阳主气，桂枝汤证，其弱脉惟见于关后，至关前之脉则见有浮象，未见其弱，而先生竟谓桂枝汤证之出汗，实由于胸中大气之弱，不显与提纲中之言相背乎？答曰：凡受风之脉多见于关前，提纲中所谓阳浮者，其关前之脉因受风而浮也，所谓阴弱者，知其未病之先其脉原弱，至病后而仍不改其弱也，由斯而论，其未病之先，不但关后之脉弱，即关前之脉亦弱，既病之后，其关前脉之弱者转为浮脉所掩，而不见其弱耳。然其脉虽浮，必不任重按，是浮中仍有弱也，特古人立言尚简，未尝细细明言耳[1]。

是以愚用桂枝汤时，恒加黄芪以补其胸中大气，加薄荷以助其速于出汗，不至若方后所云，恒服药多次始汗也。又宜加天花粉助芍药以退热[2]但用芍药，退热之力恒不足，即以防黄芪服后能助热也黄芪、天花粉等分并用，其凉热之力相敌，若兼用之助芍药清热，分量又宜多用。若遇干呕过甚者，又宜加半夏以治其呕，惟此时药局所鬻（yù，卖）之半夏，多制以矾虽清半夏亦有矾，若用以止呕，必须用微温之水淘净矾味，用之方效。

或疑《伤寒论》方中未有用薄荷者，想薄荷之性或于伤寒有所不宜，是以仲景于治伤寒诸方中未尝一用。不知论古人之方，当先知古人所处之世。当仲景时，论药之书惟有《神农本经》，是以仲景所用药品不外《神农本经》，而薄荷古名为苛，菜蔬中或有用者，而《本经》未载，是以仲景不用也。且薄荷之性凉而能散，能发出人之凉汗，桂枝汤证，原挟有外感之热，发出凉汗即愈矣。惟不宜过煎以存其辛凉之性，则用之必有效也。

愚治桂枝汤证，又有屡用屡效之便方，较用桂枝汤

[1] 论脉将病前与病后综合分析，此整体观念之具体体现。

[2] 仲景书本有桂枝加黄芪汤（治黄汗病、黄疸病）、桂枝汤加天花粉法（治痉病之瓜蒌桂枝汤证）。此乃桂枝汤活用法。

殊为省事。方用生怀山药细末两半或一两，凉水调和，煮成稀粥一碗，加白糖令适口，以之送服西药阿斯必林（阿司匹林）一瓦，得汗即愈[1]。

山药富含蛋白质，人皆知其为补肾润肺之品，而实具有人参性质，能培养全身气化，兼能固摄全身气化，服之能补助胸中大气，使卫气外护之力顿强。阿斯必林之原质，存于杨柳皮液中，而少加硫酸制之，为洞悉其原质及制法，故敢与中药并用。杨柳皮中之津液其性原清凉，且有以皮达皮之用，又少制以硫酸则其透表之力最速，少少用之即可发出周身凉汗，而外感之风热可因之而顿解矣。

男荫潮按： 有服阿斯必林不能得汗者，必其人素有蕴寒，其脉之迟，阿斯必林之性原凉，故服之不能得汗，若煎生姜汤送服，其内蕴之寒得姜之辛温透表，与阿斯必林相济，必能得汗，屡用屡效，故附录之。

桂枝汤证之出汗，不过间有出汗之时，非时时皆出汗也，故必用药再发其汗，始能将外感之风邪逐出。然风邪去后，又虑其自汗之病不愈，故方中山药与阿斯必林并用，一发汗、一止汗也，至于发汗与止汗之药并用而药力两不相妨者，此中原有深义，盖药性之入人脏腑，其流行之迟速原迥异，阿斯必林之性其发汗最速，而山药止汗之力则奏效稍迟，是以二药虽一时并用，而其药力之行则一先一后，分毫不相妨碍也。

按语： 桂枝汤方后注文的服药法则，除了注重啜粥之外，并可归纳为如下6个方面：①服解表药后，要嘱病人覆被2小时左右，达到全身微微持续汗出，不要汗出过多，以免伤正而邪仍不解。②中病即止，不必尽剂。③在6小时内将一剂药服完，每隔2小时服1次，若第1、2次服药后仍不出汗者，第3次服药时间可稍提前。④对外感重者，要"一日一夜服"，采取日夜连续用药方法，务使药力接续，以祛外邪。⑤外感病服药

[1] 桂枝汤治太阳中风，用之得当，疗效如神。如此中药与西药并用之"便方"，疗效是否胜过桂枝汤，是否有推广价值，有待验证，值得商讨。

张锡纯是"衷中参西"的开拓者，是中西医结合的先驱之一。其接受新事物，创新思维的理念可取，但要考虑的是，不应为了求新而忽略自我之优势与特色。

一二剂，最多服至第3剂即应热退病愈或见效。否则不是辨证不准，就是选方有误，或是病情已变，此时，医者应重新辨证论治。这便是"乃服至二三剂"之义。⑥桂枝汤方后注最后指出"禁生冷、粘滑、肉面、五辛、酒酪、臭恶等物"，这指出了病人在服桂枝汤时之饮食禁忌。推而广之，服用其他方药治病，同样有饮食禁忌的问题，在《伤寒论》其他不少条文的方后注文中说"如桂枝汤法将息及禁忌"，即是此意。上述服药法则，特别是"半日许令三服尽"之法，不仅能提高桂枝汤的疗效，而且应视为治外感病之解表剂的通法。

太阳病麻黄汤证

《伤寒论》原治伤寒之书，而首论中风者，因中风亦可名为伤寒也《难经》曰："伤寒有五：有中风，有伤寒，有湿温，有热病，有温病"。然究与真伤寒不同，盖中风病轻，伤寒病重。为其重也，而治之者必须用大有力之药，始能胜任。所谓大有力者，即《伤寒论》中之麻黄汤是也。今试论麻黄汤证及麻黄汤制方之义，并详论用麻黄汤时通变化裁之法。

《伤寒论》原文：**太阳病，或已发热，或未发热，必恶寒，体痛，呕逆，脉阴阳俱紧者，名曰伤寒。**（3）又原文：**太阳病，头痛发热，身疼腰痛，骨节疼痛，恶风，无汗而喘者，麻黄汤主之。**（35）

脉象阴阳俱紧，实为伤寒之确征。然紧脉之状最难形容，惟深明其病理，自不难想象而得[1]。脉生于心，心一动而外输其血，周身之脉即一动，动则如波浪之有起伏。以理言之，凡脉之力大者，其起伏之势自应愈大。至紧脉其跳动，若有力而转若无所起伏。究其所以然之故，实因太阳为外卫之阳，因为寒所袭，逼之内陷与脉相并，则脉得太阳蕴蓄之热，原当起伏有力以成响应之势，而寒气紧缩之力，又复逼压其脉道使不能起伏，是以指下诊之似甚有力而竟直穿而过，且因其不得起伏，蓄极而有左右弹之

[1]《濒湖脉学》论紧脉之体状诗："举如转索切如绳，脉象因之得紧名。"此取类比象，心领神会可也。紧脉在仲景书主病有三：主寒、主痛、主实。临床应脉证合参以识脉。

势，此紧脉真象也。

至麻黄汤证，全体作疼痛者，以筋骨不禁寒气之紧缩也铁条经严寒则缩短，寒气紧缩之力可知。其发热者，身中之元阳为寒气闭塞不能宣散而增热也。其无汗恶风者，汗为寒闭，内蕴之热原欲借汗透出，是以恶风也。其作喘者，因手太阴肺经与卫共主皮毛，寒气由皮毛入肺，闭其肺中气管，是以不纳气而作喘。然深究其作喘之由，犹不但此也，人之胸中亦太阳之部位也，其中间所积大气，原与外表之卫气息息相通，然大气即宗气。《灵枢》谓："宗气积于胸中，出于喉咙，以贯心脉而行呼吸。"夫大气既能以贯心脉，是营血之中亦大气所流通也。伤寒之证，其营卫皆为外寒所束，则大气内郁必膨胀而上逆冲肺，此又喘之所由来也。

【麻黄汤方】 麻黄三两　桂枝三两，去皮　甘草一两，炙　杏仁七十个，去皮尖　上四味，以水九升，先煮麻黄减二升，去上沫，纳诸药，煮取二升半，去渣，温服八合一升十合，覆取微似汗，不须啜粥，余如桂枝法将息。

麻黄发汗力甚猛烈，先煮之去其浮沫，因其沫中含有发表之猛力，去之所以缓麻黄发表之性也[1]。麻黄不但善于发汗，且善利小便。外感之在太阳者，间有由经入府而留连不去者凡太阳病多日不解者，皆是由经入府，以麻黄发其汗，则外感之在经者可解；以麻黄利其小便，则外感之由经入府者，亦可分消也。且麻黄又兼入手太阴能泻肺定喘，俾外感之由皮毛窜入肺者肺主皮毛，亦清肃无遗。是以发太阳之汗者不但麻黄，而仲景定此方时独取麻黄也。桂枝味辛性温，亦具有发表之力，而其所发表者，惟在肌肉之间，故善托肌肉中之寒外出，且《神农本草经》谓其主上气咳逆吐吸吸气甫（fǔ，刚刚）入即吐出，是桂枝不但能佐麻黄发表，兼能佐麻黄入肺定喘也。杏仁味苦性温，《神农本草经》亦谓其主咳逆上气，是亦能佐麻黄定喘可知，而其苦降之性又善通小便，能佐麻黄以除太阳病之留连于府者，故又加之

[1] 柯韵伯认为，麻黄去上沫之由，沫为浊物，有令人烦的特点，故去之。可供参考。
笔者曾外感风寒，自治服麻黄汤，切身体验到麻黄发汗力之猛。

[1] 方制君臣，诸药配伍，要充分发挥方中一药多功，以及诸药之合力。麻黄汤即处方之范例。

[2] 善用经方者，既要遵原方之旨，又当活用之。张锡纯活用经方以治病之丰富经验，可师可法。诸如麻黄汤治例中，或加知母以滋阴退热（"前三期合编第五卷"与"第五期第五卷"皆有麻黄汤加知母法，或曰取其清"余热未清"，或曰"解其内陷"阳明之热），或加黄芪、天花粉以益气生津清热，或独加益气之芪，以及咽喉肿痛、肺痨病、吐血病合并太阳伤寒证，皆以麻黄汤为主治之，独出心裁，开人心窍，"授之以渔"，真良医也！

[3] 张锡纯当时敢于在中药方剂中加用西药，值得钦佩。但加西药阿司匹林之法，值得商榷。

以为佐使也。至于甘草之甘缓，能缓麻黄发汗之猛烈，兼能解杏仁之小毒，即以填补甘草属土，能填补出汗后之汗腺空虚也。药止四味，面面俱到，且又互相辅助，此诚非圣手莫办也[1]。

人之禀赋随天地之气化为转移，古今之气化或有不同，则今人与古人之禀赋，其强弱厚薄偏阴偏阳之际不无差池，是以古方用于今日，正不妨因时制宜而为之变通加减也。愚弱冠后，初为人治病时，用麻黄汤原方以治伤寒，有效有不效。其不效者，服麻黄汤出汗后其病恒转入阳明，后乃悟今人禀赋多阴亏，后再用麻黄汤时，遂于方中加知母近时知母多伪，宜以天花粉代之数钱以滋阴退热，则用之皆效[2]。

间有其人阳分虚者，又当于麻黄汤中加补气之药以助之出汗。

一人年近四旬，身体素羸弱，于季冬得伤寒证，医者投以麻黄汤，汗无分毫，求为诊治，其脉似紧而不任重按，遂于麻黄汤中加生黄芪、天花粉各五钱，一剂得汗而愈。

又一人亦年近四旬，初得外感，经医甫治愈，即出门作事，又重受外感，内外俱觉寒凉，头疼，气息微喘，周身微形寒战，诊其脉六部皆无，重按亦不见，愚不禁骇然，问其心中除觉寒凉外别无所苦，知犹可治，不至有意外之虑，遂于麻黄汤原方中为加生黄芪一两，服药后六脉皆出，周身得微汗，病遂愈。麻黄汤证有兼咽喉疼者，宜将方中桂枝减半，加天花粉六钱，射干三钱，若其咽喉疼而且肿者，麻黄亦宜减半，去桂枝再加生蒲黄三钱以消其肿。然如此加减，凉药重而表药轻，若服后过点半钟不出汗时，亦服西药阿斯必林瓦许以助其汗。若服后汗仍不出时，宜阿斯必林接续再服，以汗出为目标[3]。若能遍体皆微见汗，则咽喉之疼肿皆愈矣。

麻黄汤证，若遇其人素有肺劳病者，宜于原方中加生怀山药、天门冬各八钱。

麻黄汤证，若遇其人素有吐血病者，虽时已愈，仍宜去桂枝，以防风二钱代之^{吐血之证最忌桂枝}，再加生杭芍三钱。

　　按古之一两约折为今之三钱，且将一次所煎之汤分作三剂，则一剂之中当有麻黄三钱[1]。然又宜因时、因地、因人细为斟酌，不必定以三钱为准也。如温和之时，汗易出，少用麻黄即能出汗；严寒之时，汗难出，必多用麻黄始能出汗，此因时也。又如大江以南之人，其地气候温暖，人之生于其地者，其肌肤浅薄，麻黄至一钱即可出汗，故南方所出医书，有用麻黄不过一钱之语；至黄河南北，用麻黄约可以三钱为率；至东三省人，因生长于严寒之地，其肌肤颇强厚，须于三钱之外，再将麻黄加重始能得汗，此因地也。至于地无论南北，时无论寒燠（yù，暖，热），凡其人之劳碌于风尘，与长居屋中者，其肌肤之厚薄强弱原自不同，即其汗之易出不易出，或宜多用麻黄，或宜少用麻黄，原不一致，此因人也。用古人之方者，岂可胶柱鼓瑟哉？

　　《伤寒论》原文：**太阳与阳明合病，喘而胸满者，不可下，宜麻黄汤主之。**（36）

　　太阳与阳明合病，是太阳表证未罢，而又兼阳明之热也。其喘者风寒由皮毛袭肺也。其胸满者胸中大气因营卫闭塞，不能宣通而生胀也。其言不可下者，因阳明仍连太阳，下之则成结胸，且其胸本发满，成结胸尤易，矧（shěn，况且）其阳明之热，仅于经，亦断无可下之理，故谆谆以不可下示戒也[2]。仍治以麻黄汤，是开其太阳而使阳明初生之热随汗而解也。证兼阳明，而仍用麻黄汤主治，在古人禀赋敦厚，淡泊寡欲，服之可以有效。今人则禀赋薄弱，嗜好日多，强半阴亏，若遇此等证时，宜以薄荷代方中桂枝。若其热稍剧，而大便实者，又宜酌加生石膏^{宜生用，不可煅用}，理详白虎汤下数钱，方能有效[3]。

　　受业宝和按：阴亏则虚阳上浮，故桂枝之苦温者不宜，服之则转为汗后不解。

　　按语："前三期合编第五卷"治伤寒之麻黄加知母汤，"第五期第五卷"之《论伤寒脉紧及用麻黄汤之变

[1]　此论古今折合量，认为当今应用汉代之1/3。此说与张山雷考证结果相同，详见其晚年之作《谈医考证集》。

[2]　张锡纯明言"仅于经"是谓证虽涉阳明，但属无形，而未成实，故"不可下"。

[3]　张锡纯《药物讲义·石膏解》说："是以凉而散，有透表解肌之力。"然其寒凉用之不当，可"下侵致缓泻也"。此"热……而大便实者"加之，清胃热并利于通大便。

医学衷中参西录第七期第一卷

21

通法》，宜互参。《伤寒论》中有关合病原文共7条，其中太阳阳明合病者为第32、33、36条，太阳少阳合病者为第172条，阳明少阳合病者为第256条，三阳合病者为第219、268条；并病为第48、142、150、171、220条等5条。成无己说："伤寒有合病，有并病，本太阳病不解，并于阳明者，谓之并病；二经俱受邪，相合病者，谓之合病。合病者，邪气甚也。"（《注解伤寒论》卷三）吴谦说："三阳既有合并之病，则三阴亦有合并之病，不待言矣。"（《医宗金鉴》卷九）吴谦由阳经合病与并病推及阴经，为善学仲景书者也。

太阳温病麻杏甘石汤证

至于温病，在上古时，原与中风、伤寒统名之为伤寒，是以秦越人《难经》有"伤寒有五"之说[1]。至仲景著《伤寒论》，知温病初得之治法，原与中风、伤寒皆不同，故于太阳篇首即明分为三项，而于温病复详细论之，此仲景之医学，较上古有进步之处也。

《伤寒论》原文：**太阳病，发热而渴，不恶寒者，为温病。若发汗已，身灼热者，名风温。风温为病，脉阴阳俱浮，自汗出，身重，多眠睡，鼻息必鼾，语言难出……（6）**

论温病之开端，亦冠以太阳病[2]三字者，因温病亦必自太阳入也此是足太阳，非手太阳，彼谓温病入手经不入足经者，果何所据也。然其化热最速，不过数小时即侵入阳明，是以不觉恶寒转发热而渴也。治之者不知其为温病，而误以热药发之，竟至汗出不解而转增其灼热，则即此不受热药之发表，可确定其名为风温矣。其脉阴阳俱浮者，象风之飘扬也；自汗出者，热随浮脉外透也；身重者，身体经热酸软也；多眠睡者，精神经热昏沉也；语言难出者，上焦有热而舌肿胀也。

按：风温之外，又有湿温病与伏气化热温病，而提纲中止论风温者，因湿温及伏气化热之温病，其病之起点亦恒为风所激发，故皆可以风温统之也。

[1]《难经·五十八难》曰："伤寒有五：有中风，有伤寒，有湿温，有热病，有温病。"这是对广义伤寒的大概分类。

[2]温病亦冠以太阳病者，意在病因为外感之邪。

伤寒论分册

22

又按：提纲中论风温之病状详矣，而提纲之后未列治法，后世以为憾事。及反复详细推之，乃知《伤寒论》中原有治温病之方[1]，特因全书散佚，后经叔和笔辑而错简在后耳。尝观《伤寒论》第六十三节云："发汗后，不可更行桂枝汤，汗出而喘，无大热者，可与麻黄杏仁甘草生石膏汤。"今取此节与温病提纲对观，则此节之所谓发汗后，即提纲之所谓若发汗也；此节之所谓喘，即提纲之所谓息必鼾也[2]，由口息而喘者，由鼻息即鼾矣；此节之所谓无大热，即提纲之所谓身灼热也。盖其灼热犹在外表，心中仍无大热也，将此节之文与温病提纲一一比较，皆若合符节。夫中风、伤寒、温病特立三大提纲，已并列于篇首，至其后则于治中风治伤寒之方首仍加提纲，以彼例此，确知此节之文原为温病之方，另加提纲无疑，即麻杏甘石汤为治温病之方无疑也。盖当仲景时，人之治温病者，犹混温病于中风、伤寒之中，于病初得时，未细审其发热不恶寒，而以温热之药发之，是以汗后不解。或见其发热不恶寒，误认为病已传里，而竟以药下之，是以百六十二节，又有下后不可更行桂枝汤云云。所稍异者，一在汗后，一在下后，仲景恐人见其汗出再误认为桂枝证，故切戒其不可更行桂枝汤，而宜治以麻杏甘石汤。盖伤寒定例，凡各经病证误服他药后，其原病犹在者，仍可投以正治之原方[3]，是以百零三节云：凡柴胡汤病证而下之，若柴胡证不罢者，复与小柴胡汤。以此例彼，知麻杏甘石汤为救温病误治之方，实即治温病初得之主方[4]，而欲用此方于今日，须将古方之分量稍有变通。

【麻黄杏仁甘草石膏汤原方】 麻黄四两，去节　杏仁五十个，去皮尖　甘草二两　石膏八两，碎，绵裹　上四味以水七升，先煮麻黄减二升，去上沫，纳诸药，煮取二升，去渣，温服一升。

方中之义，用麻黄协杏仁以定喘，伍以石膏以退热，热退其汗自止也。复加甘草者，取其甘缓之性，能调和麻黄、石膏，使其凉热之力溶和无间以相助成功，

[1] 桂枝二越婢一汤、白虎汤、大承气汤、黄芩汤等方，皆可辨证用于治疗温病。

[2] "喘"与"鼾"不同，第6条所谓"多眠睡，鼻息必鼾，语言难出"者，为温病神昏之候。

[3] 此《伤寒论》对误治病证的基本处治原则。

[4] 温病初得，还是以吴鞠通所创桑菊饮、银翘散为主方切实。

是以奏效甚捷也。

按：此方原治温病之汗出无大热者，若其证非汗出且热稍重者，用此方时，原宜因证为之变通，是以愚用此方时，石膏之分量恒为麻黄之十倍，或麻黄一钱、石膏一两，或麻黄钱半、石膏两半。遇有不出汗者，恐麻黄少用不致汗，服药后可服西药阿斯必林瓦许以助其汗[1]。若遇热重者，石膏又可多用。曾治白喉证及烂喉痧证烂喉痧证必兼温病、白喉证，亦多微兼外感，麻黄用一钱，石膏恒重至二两，喉证最忌麻黄，而能多用石膏以辅弼（bì，辅佐）之，则不惟不忌，转能借麻黄之力立见奇功也[2]。

至于肺病之起点，恒有因感受风温，其风邪稽留肺中化热铄（shuò，消损）肺，有时肺中作痒[3]，即连连喘嗽者，亦宜投以此汤，清其久蕴之风邪，连服数剂其肺中不作痒，嗽喘自能减轻，再徐治以润肺清火利痰之剂，而肺病可除矣。盖此麻杏甘石汤之用处甚广，凡新受外感作喘嗽，及头疼、齿疼、两腮肿疼，其病因由于外感风热者皆可用之，惟方中药品之分量，宜因证变通耳。

【附记】 北平大陆银行理事林农孙，年近五旬，因受风温，虽经医治愈，而肺中余热未清，致肺阴铄耗，酿成肺病屡经医治无效。其脉一息五至，浮沉皆有力，自言喉连肺际，若觉痒则咳嗽顿发，剧时连嗽数十声，周身汗出，必吐出若干稠痰其嗽始止。问其心中常觉发热，大便燥甚，四五日一行。因悟其肺际作痒，即顿发咳嗽者，必其从前病时风邪由皮毛袭入肺中者，至今犹未尽除也。因其肺中风热相助为虐，宜以麻黄祛其风，石膏清其热，遂为开麻杏甘石汤方，麻黄用钱半，生石膏用两半，杏仁三钱，甘草二钱，煎服一剂，咳嗽顿愈[4]。诊其脉仍有力，又为开善后之方，用生山药一两，北沙参、天花粉、天冬各五钱，川贝、射干、苏子、甘草各二钱，嘱其多服数剂，肺病可从此除根。后阅旬日，愚又赴北平，林农孙又求诊视，言先生去后，

[1]"麻黄少用不致汗"，可适当加大麻黄用量，不一定服西药"以助其汗"。

[2] 强调麻黄与石膏剂量的合理配伍，值得借鉴。

[3]"温邪上受，首先犯肺"，咽为肺之门户，首当其冲，咽喉作痒（咽炎之变，咽中发红，并可见米粒大小滤泡），可诱发咳嗽。确实有的咳嗽之病位不在肺，而在咽，咽痒（或兼咽干等）则咳，属于"咽炎性咳嗽"，以桑菊饮，或银翘散为主方。若咽炎久咳入络，宜在辨证处方中加几味解痉通络药，如僵蚕、蝉蜕、地龙、全蝎之类，可提高疗效。

[4] 林农孙之病四诊合参，乃肺热连及咽喉。由于病程较久，热邪入络，服一剂难去"病根"，需连续服用，血络郁热始能尽除而愈。若久病入络血瘀，又当以活血通络为宜。

余服所开善后方，肺痒咳嗽仍然反复，遂仍服第一次方，至今已连服十剂，心中热已退，仍分毫不觉药凉，肺痒咳嗽皆愈，且饮食增加，大便亦不甚干燥。闻其所言，诚出愚意料之外也。再诊其脉已不数，仍似有力，遂将方中麻黄改用一钱，石膏改用一两，杏仁改用二钱，又加生怀山药六钱，俾煎汤接续服之，若服之稍觉凉时，即速停止，后连服七八剂似稍觉凉，遂停服，肺病从此竟愈。

按： 治肺劳投以麻黄杏仁甘草石膏汤，且用至二十余剂，竟将肺劳治愈，未免令阅者生疑，然此中固有精细之理由在也。盖肺病之所以难愈者，为治之者但治其目前所现之证，而不深究其病因也。如此证原以外感受风成肺劳，且其肺中作痒，犹有风邪存留肺中，且为日既久则为锢闭难出之风邪，非麻黄不能开发其锢闭之深，惟其性偏于热，于肺中蕴有实热者不宜，而重用生石膏以辅弼之，既可解麻黄之热，更可清肺中久蕴之热，以治肺热有风劳嗽者，原为正治之方，故服之立时见功。至于此药，必久服始能拔除病根[1]，且久服麻黄、石膏而无流弊者，此中又有理由在。盖深入久锢之风邪，非屡次发之不能透，而伍以多量之石膏以为之反佐，俾麻黄之力惟旋转于肺脏之中，不至直达于表而为汗，此麻黄久服无弊之原因也。至石膏性虽寒凉，然其质重气轻，煎入汤剂毫无汁浆无汁浆即是无质，其轻而且凉之气，尽随麻黄发表之力外出，不复留中而伤脾胃，此石膏久服无弊之原因也。所遇之证，非如此治法不愈，用药即不得不如此也。

[1] 《神农本草经》谓麻黄"主中风、伤寒头痛，温疟。发表出汗，去邪热气，止咳逆上气，除寒热……"麻黄轻清上浮，善疏肺郁，宣泄气机，是为治外感第一要药，虽曰解表，实为开肺，虽曰散寒，实为泄邪，风寒固得之而外散，即温热亦无不赖之以宣通。

太阳病大青龙汤证附： 脉微弱汗出恶风及筋惕肉瞤治法

有太阳中风之脉，兼见太阳伤寒之脉者，大青龙汤所主之证是也。其三十八节原文提纲云：**太阳中风，脉浮紧，发热恶寒，身疼痛，不汗出而烦躁者，大青龙汤主之。若脉微弱，汗出恶风者，不可服之；服之则厥逆，筋惕肉瞤**（rún，跳动），**此为逆也。**（38）

【大青龙汤方】 麻黄六两，去节　桂枝二两，去皮
甘草二两，炙　杏仁五十个，去皮尖　生姜三两，切　大枣
十二枚，擘　石膏如鸡子大，碎（如鸡子大当有今之三两）
上七味，以水九升，先煮麻黄减二升，去上沫，纳诸药
煮取三升，去滓温服一升。取微似汗，汗出多者，温粉
扑之。一服汗者，停后服。若复服，汗多亡阳遂虚，恶
风、烦躁、不得眠也。

按： 此大青龙汤所主之证，原系胸中先有蕴热[1]，
又为风寒锢其外表，致其胸中之蕴热有蓄极外越之势。
而其锢闭之风寒，而犹恐芍药苦降酸敛之性，似于发汗
不宜，而代以石膏，且多用之以厚其力，其辛散凉润之
性，既能助麻、桂达表，又善化胸中蕴蓄之热为汗，随
麻、桂透表而出也，为有云腾致雨之象，是以名为大青
龙也。至于脉微弱，汗出恶风者，原系胸中大气虚损，
不能固摄卫气，即使有热，亦是虚阳外浮，若误投以大
青龙汤，人必至虚者益虚，其人之元阳因气分虚极而欲
脱，遂致肝风萌动而筋惕肉𭺹也。夫大青龙汤既不可
用，遇此证者自当另有治法，拟用生黄芪、生杭芍各五
钱，麻黄钱半，煎汤一次服下。此用麻黄以逐其外感，
黄芪以补其气虚，芍药以清其虚热也。为方中有黄芪以
补助气分，故麻黄仍可少用也[2]。若其人已误服大青
龙汤，而大汗亡阳，筋惕肉𭺹者，宜去方中麻黄加净萸
肉一两[3]。

其三十九节原文云：**伤寒，脉浮缓，身不疼，但
重，乍有轻时，无少阴证者，大青龙汤发之。** 细思此节
之文，知所言之证原系温病，而节首冠以伤寒二字者，
因中风、温病在本书之定例，均可名为伤寒也。凡外感
之脉多浮，以其多兼中风也。前节言伤寒脉浮紧，是所
中者为凛冽之寒风，是中风兼伤寒也。后节言伤寒脉浮
缓，知所中者非凛冽之寒风，当为柔和之温风，既中柔
和之温风，则即成风温矣。是以病为伤寒必胸中烦躁而
后用石膏，至温病其胸中不烦躁，亦恒可用石膏，
且其身不疼但重，伤寒第六节温病提纲中，原明言身

[1] 大青龙汤所
清之内热，或为
"胸中先有蕴热"，
或为风寒束表，阳
气内郁而化热也。

[2] 张锡纯所拟
补虚祛邪及专于补
虚两方，补医圣所
不备，真良医也。

[3] 张锡纯擅用
山萸肉抢救急证，
救治危急大证每重
用萸肉救脱（西
医称为休克）。中
医救治脱证多以人
参为主，但有禁
忌，张锡纯以萸肉
为主基本无禁忌。
本书中有多例医案
验证山萸肉救脱之
功效，同道可从中
细细体会。

重[1]，此明征也。况其证乍有轻时，若在伤寒必不复重用石膏，惟温病虽有轻时，亦可重用石膏。又伤寒初得有少阴证，若温病则始终无少阴证少阴证有寒有热，此言无少阴证，指少阴之寒证而言，少阴寒证断不可用大青龙汤，至少阴热证，原为伏气化热窜入少阴，虽在初得亦可治以大青龙汤，此又不可不知，此尤不为伤寒而为温病之明征也。由此观之，是此节原为治温病者说法，欲其急清燥热以存真阴为先务也。至愚用此方治温病时，恒以薄荷代方中桂枝，尤为稳妥。

凡发汗所用之药，其或凉或热，贵与病适宜。其初得病寒者宜用热药发其汗，初得病热者宜用凉药发其汗。如大青龙汤证，若投以麻黄汤则以热济热，恒不能出汗，即或出汗其病不惟不解，转益增烦躁，惟于麻、桂汤中去芍药，重加石膏多于麻、桂数倍，其凉润轻散之性，与胸中之烦躁化合自能作汗，矧有麻黄之善透表者以助之，故服后复杯之顷，即可周身得汗也。曾治一人冬日得伤寒证，胸中异常烦躁，医者不识为大青龙汤证，竟投以麻黄汤，服后分毫无汗，胸中烦躁益甚，自觉屋隘莫能容，诊其脉洪滑而浮，治以大青龙汤，为加天花粉八钱，服后五分钟，周身汗出如洗，病若失[2]。

或问：服桂枝汤者，宜微似有汗，不可令如水流漓，病必不除；服麻黄汤者，复取微似汗，知亦不可令汗如水流漓也。今于大青龙汤中加花粉，服汤后竟汗出如洗而病若失者何也？答曰：善哉问也，此中原有妙理，非此问莫能发之。凡伤寒、温病，皆忌伤其阴分，桂枝汤证与麻黄汤证，禁过发汗者恐伤其阴分也。至大青龙汤证，其胸中蕴有燥热，得重量之石膏则化合而为汗，其燥热愈深者，化合之汗愈多，非尽量透发于外，其燥热即不能彻底清肃，是以此等汗不出则已，出则如时雨沛然莫可遏抑[3]。盖麻黄、桂枝等汤，皆用药以祛病，得微汗则药力即能胜病，是以无事过汗以伤阴分。至大青龙汤乃合麻、桂为一方，又去芍药之酸收，益以石膏之辛凉，其与胸中所蕴之燥热化合，犹如冶红

[1] 此条"但重"与第6条"身重"相联系，未免牵强。此应与《金匮要略》第十二篇之溢饮病证治相互发明。

[2] 麻黄汤本为发汗之剂，而"治以大青龙汤……服后五分钟"即汗出如洗，莫非先有麻黄汤之力相助耶？

[3] 大青龙汤方后注曰"取微似汗"。张锡纯此段解说为个人经验。学者应知其常而达其变也。

之铁沃之以水，其热气自然蓬勃四达，此乃调燮其阴阳，听其自汗，此中精微之理，与服桂枝、麻黄两汤不可过汗者，迥不侔也。

或问：大青龙汤证，当病之初得何以胸中即蕴此大热？答曰：此伤寒中伏气化热证也温病中有伏气化热，伤寒中亦有伏气化热。因从前所受外寒甚轻，不能遽病，惟伏藏于三焦脂膜之中，阻塞升降之气化，久而化热，后又因薄受外感之激动，其热陡发，窜入胸中空旷之府，不汗出而烦躁，夫胸中原为太阳之府胸中及膀胱者为太阳之府，其理详六经总论中，为其犹在太阳，是以其热虽甚而仍可汗解也。

太阳病小青龙汤证附： 自拟从龙汤方

《伤寒论》大青龙汤后，又有小青龙汤以辅大青龙汤所不逮。盖大青龙汤为发汗所用，如龙之乘云而致雨；小青龙汤为涤饮所用，如龙之率水以归海，故其汤皆可以青龙名。今于论大青龙汤后，更进而论小青龙汤。

《伤寒论》原文：**伤寒表不解，心下有水气，干呕，发热而咳，或渴，或利，或噎，或小便不利、少腹满，或喘者，小青龙汤主之。**（40）

水散为气，气可复凝为水。心下不曰停水，而曰有水气，此乃饮水所化之留饮，形虽似水而有黏滞之性，又与外感互相胶漆，是以有以下种种诸病也。干呕者，水气黏滞于胃口也；发热者，水气变为寒饮，迫心肺之阳外越也[1]；咳者，水气浸入肺中也；渴者，水气不能化津液上潮也；利者，水气溜入大肠作泻也；噎者，水气变为寒痰梗塞咽喉也；小便不利，少腹满者，水气凝结膨胀于下焦也；喘者，肺中分支细管皆为水气所弥漫也。

【小青龙汤原方】 麻黄三两，去节 桂枝三两，去皮 芍药三两 五味子半升 干姜三两，切 甘草三两，炙 细辛三两 半夏半升，汤洗 上八味，以水一斗，先煮麻黄

[1] 水邪停聚，阻滞气机，亦可郁而化热。若确为"心肺之阳外越"，则不可用小青龙汤也。

减二升，去上沫，纳诸药，煮取三升，去滓，温服一升。若渴者，去半夏，加瓜蒌根三两；若微利者，去麻黄，加荛花，如鸡子大，熬炒也令赤色；若噎者，去麻黄，加附子一枚，炮；若小便不利少腹满者，去麻黄，加茯苓四两；若喘者，去麻黄，加杏仁半升。

　　按：荛花近时无用者，《医宗金鉴》注，谓系芫花之类，攻水之力甚峻，用五分可令人下数十次，当以茯苓代之。又噎[1]字，注疏家多以呃逆解之，字典中原有此讲法，然观其去麻黄、加附子，似按寒痰凝结梗塞咽喉解法，方与所加之药相宜。

【后世所用小青龙汤分量】 麻黄二钱　桂枝尖二钱　芍药三钱　五味子钱半　干姜一钱　甘草钱半　细辛一钱　半夏二钱　煎一盅，作一次服。

　　喻嘉言[2]曰：桂枝、麻黄无大小，而青龙汤有大小者，以桂枝、麻黄之变化多，而大青龙汤之变法不过于桂麻二汤之内施其化裁，故又立小青龙汤一法，散邪之功兼乎涤饮，取义山泽小龙养成头角，乘雷雨而翻江搅海，直奔龙门之义，用以代大青龙而擅江河行水之力，立法诚大备也。昌昔谓膀胱之气流行，地气不升则天气常朗，其偶受外感，则仲景之小青龙汤一方，与大士水月光中大圆镜智无以异也。盖无形之感挟有形之痰，互为胶漆，其当胸窟宅适在太阳经位，惟于麻黄、桂枝方中，加五味子、半夏以涤饮而收阴，干姜、细辛以散结而分解，合而用之，令药力适在痰饮绾结之处攻击片时，则无形之感从肌肤出，有形之痰从水道出，顷刻分解无余，而胸膺空旷矣。

　　小青龙汤所兼主诸病，喘居其末，而后世治外感痰喘者，实以小青龙汤为主方，是小青龙汤为外感中治痰饮之剂，实为理肺之剂也。肺主呼吸，其呼吸之机关在于肺叶之阖辟（xībì，阖当作翕。翕辟，开合），其阖辟之机自如，喘病自愈。是以陈修园[3]谓：小青龙汤当以五味、干姜、细辛为主药，盖五味子以司肺之阖，干姜以司肺之辟，细辛以发动其阖辟活泼之机，故小青

[1] 吞咽有梗阻感谓之"噎"。《金匮要略·呕吐哕下利病脉证治》之"哕"病，后世称为"呃逆"。

[2] 喻嘉言：喻昌，字嘉言，明末清初著名医家，宗张仲景，诸医籍中最推崇《伤寒论》。他说："盖《伤寒论》全书皆律……条例森森，随证细心校勘，自能立于无过。"（《医门法律》卷一）

[3] 陈修园：陈念祖，字修园，号慎修，清代名医。陈修园年老讲学时，有来学医的，他必先教以自著《伤寒论浅注》和《金匮要略浅注》两书，此乃要求门人取法于上也。

龙汤中诸药皆可加减，独此三味不可加减。按：陈氏此论甚当，至其谓细辛能发动阖辟活泼之灵机，此中原有妙理。盖细辛人皆知为足少阴之药，故伤寒少阴证多用之，然其性实能引足少阴与手少阴相交，是以少阴伤寒，心肾不交而烦躁者宜用之，又能引诸药之力上达于脑，是以阴寒头疼者必用之，且其含有龙脑气味，能透发神经使之灵活，自能发动肺叶阖辟之机使灵活也。

又邹润安[1]谓：凡风气寒气，依于精血、津液、便溺、涕唾以为患者，并能曳而出之，使相离而不相附。审斯则小青龙汤中之用细辛，亦所以除水气中之风寒也。

仲景之方，用五味即用干姜，诚以外感之证皆忌五味，而兼痰嗽者尤忌之，以其酸敛之力甚大，能将外感之邪锢闭肺中永成劳嗽，惟济之以干姜至辛之味，则无碍，诚以五行之理，辛能胜酸，《内经》有明文也。徐氏[2]《本草百种注》中论之甚详。而愚近时临证品验，则另有心得，盖五味之皮虽酸，其仁则含有辛味，以仁之辛济皮之酸，自不至因过酸生弊，是以愚治劳嗽，恒将五味捣碎入煎，少佐以射干、牛蒡诸药即能奏效，不必定佐以干姜也。

特是医家治外感痰喘喜用麻黄，而以小青龙汤治外感之喘，转去麻黄、加杏仁[3]，恒令用者生疑。近见有彰明登诸医报而议其非者，以为既减去麻黄，将恃何者以治外感之喘乎？不知《神农本草经》谓桂枝主上气咳逆，吐吸，是桂枝原能降气定喘也。诚以喘虽由于外感，亦恒兼因元气虚损不能固摄，麻黄虽能定喘，其得力处在于泻肺，恐于元气素虚者不宜，是以不取麻黄之泻肺，但取桂枝之降肺，更加杏仁能降肺兼能利痰祛邪之品以为之辅佐，是以能稳重建功也。

《伤寒论》小青龙汤为治外感因有水气作喘之圣方，而以治后世痰喘证，似有不尽吻合之处，诚以《伤寒论》所言之水气原属凉，而后世所言之痰喘多属热也。为其属热，则借用小青龙汤原当以凉药佐之。尝

[1] 邹润安：邹澍，字润安，清代名医，所著《本经疏证》以《本经》为主，《别录》为辅，取《伤寒》《金匮》等为纬，乃诠释仲景方药运用规律之难得的名著。

[2] 徐氏：徐大椿，字灵胎，清代名医，著述颇多，《神农本草经百种录》为其一，论五味子之功，主要是敛肺补肾。

[3] 麻黄主风寒外感束肺喘，取其轻扬上达，宣肺散邪而"止咳逆上气"（《神农本草经》）。方后注曰："若喘者，去麻黄，加杏仁。"此去麻黄，乃顾及下虚；加杏仁，以降气利痰。

《医学衷中参西录》临证助读系列

伤寒论分册

30

观小青龙汤后诸多加法，原无加石膏之例，至《金匮》中载有小青龙加石膏汤，是其著《金匮》时已有宜加石膏之证也。夫仲景先著《伤寒论》，后著《金匮要略》，相隔不过十余年之间耳，而其病随气化之更变即迥有不同，况上下相隔千余年乎？是以愚用小青龙汤以治外感痰喘，必加生石膏两许，有石膏以监制麻黄，若遇脉之实者，仍宜用麻黄一钱，试举一案以征明之[1]。

堂姊丈褚樾浓，体丰气虚，素多痰饮，薄受外感，即大喘不止，医治无效，旬日喘始愈，偶与愚言及，若甚恐惧。愚曰：此甚易治，顾用药何如耳。《金匮》小青龙加石膏汤，为治外感痰喘之神方，辅以拙拟从龙汤，则其功愈显[2]，若后再喘时，先服小青龙汤加石膏，若一剂喘定，继服从龙汤一两剂，其喘必不反复。若一剂喘未定，小青龙加石膏汤可服至两三剂，若犹未全愈，继服从龙汤一两剂必能全愈。若服小青龙加石膏汤，喘止旋又反复，再服不效者，继服从龙汤一两剂必效。遂录两方赠之，褚樾浓甚欣喜，如获异珍。后用小青龙汤时，畏石膏不敢多加，虽效实无捷效，偶因外感较重喘剧，连服小青龙两剂，每剂加生石膏三钱，喘不止而转增烦躁。急迎为诊视，其脉浮沉皆有力，遂即原方加生石膏一两，煎汤服后其喘立止，烦躁亦愈，继又服从龙汤两剂以善其后。至所谓从龙汤者，系愚新拟之方，宜用于小青龙汤后者也。其方生龙骨、生牡蛎各一两捣碎，生杭芍五钱，清半夏、苏子各四钱，牛蒡子三钱，热者酌加生石膏数钱或至一两[3]。

按：小青龙汤以驱邪为主，从龙汤以敛正为主。至敛正之药，惟重用龙骨、牡蛎，以其但敛正气而不敛邪气也观《伤寒论》中仲景用龙骨、牡蛎之方可知。又加半夏、牛蒡以利痰，苏子以降气，芍药清热兼利小便，以为余邪之出路，故先服小青龙汤病减去十之八九，即可急服从龙汤以收十全之功也。

龙骨、牡蛎，皆宜生用，而不可煅用者，诚以龙为天地间之元阳与元阴化合而成，迨至元阳飞去所余元阴

[1] 仲景之书，本为一体，《伤寒》与《金匮》融会贯通，才能了解全貌。以咳嗽为例，《伤寒论·辨太阳病脉证并治》所论，为急性咳喘之证治；《金匮要略》咳嗽上气病与痰饮病篇所论，为慢性咳喘急性加重之证治，以及缓则治本之法。彼此互参，方不致误。

[2] 仲圣小青龙加石膏汤与张锡纯自拟"从龙汤"先后应用，急则治标，缓则治本之例也。临证之时，亦可辨证采取标本兼治之方法，如在患者服用小青龙汤咳喘缓解后，再以小剂量小青龙汤中加补肾纳气之品以固本，每有固本培元、防止复发的效用。

[3] 仲圣有"芍药甘草汤"，用治"脚挛急"，取芍药酸柔而疏肝解痉。但凡喘者，无不因气管之"痉"，故临证治喘用小青龙汤，可以芍药为君，效更佳。推而广之，凡由"痉挛"引起之病，如高血压、脑痉挛、胃痉挛、癫痫等皆效佳。

之质，即为龙骨说详第四期《药物学讲义》龙骨条下。牡蛎乃大海中水气结成，万亿相连，聚为蚝山，为其单片无孕育，故名为牡，实与龙骨同禀至阴之性以翕收为用者也。若煅之则伤其所禀之阴气，虽其质因煅少增黏涩，而翕收之力全无，此所以龙骨、牡蛎宜生用而不可煅用也。

若遇脉象虚者，用小青龙汤及从龙汤时，皆宜加参，又宜酌加天冬，以调解参性之热。然如此佐以人参、天冬，仍有不足恃之时。曾治一人年近六旬，痰喘甚剧，脉则浮弱不堪重按，其心中则颇觉烦躁，投以小青龙汤去麻黄加杏仁，又加生石膏一两，野台参四钱，天冬六钱，俾煎汤一次服下，然仍恐其脉虚不能胜药，预购生杭萸肉[1]药局中之山萸肉多用酒拌蒸熟令色黑，其酸敛之性大减，殊非所宜三两，以备不时之需。乃将药煎服后，气息顿平，阅三点钟，忽肢体颤动，遍身出汗，又似作喘，实则无气以息，心怔忡莫支，诊其脉如水上浮麻，莫辨至数，急将所备之萸肉急火煎数沸服下，汗止精神稍定，又添水煮透，取浓汤一大盅服下，脉遂复常，怔忡喘息皆愈。继于从龙汤中加萸肉一两，野台参三钱，天冬六钱，煎服两剂，痰喘不再反复。

按：此证为元气将脱，有危在顷刻之势，重用山萸肉即可随手奏效者，因人之脏腑惟肝主疏泄，人之元气将脱者，恒因肝脏疏泄太过，重用萸肉以收敛之，则其疏泄之机关可使之顿停，即元气可以不脱，此愚从临证实验而得，知山萸肉救脱之力十倍于参、芪也[2]。因屡次重用之，以挽回人命于顷刻之间，因名之为回生山茱萸汤。

其人若素有肺病常咳血者，用小青龙汤时，又当另有加减，宜去桂枝留麻黄，又宜于加杏仁、石膏之外，再酌加天冬数钱，盖咳血及吐衄之证，最忌桂枝而不甚忌麻黄，以桂枝能助血分之热也。忆岁在癸卯，曾设教于本县北境刘仁村，愚之外祖家也，有近族舅母刘媪，年过五旬，曾于初春感受风寒，愚为诊视，疏方中有桂

[1] 前第四期第二卷《山萸肉解》说："山萸肉味酸性温，大能收敛元气，振作精神，固涩滑脱……且敛正气而不敛邪气，与他酸敛之药不同……"附医案多例以证实山萸肉敛正气救急之功。

[2] 张锡纯对元气将脱归责于肝，实乃发古人之未知，临证用之，甚为得当。

枝，服后一汗而愈，因其方服之有效，恐其或失，粘于壁上以俟（sì，等待）再用。至暮春又感受风温，遂取其方自购药服之，服后遂至吐血，治以凉血降胃之药，连服数剂始愈。

按语：张锡纯《医学衷中参西录》对于小青龙汤证之论凡三见：一见于前三期合编第五卷之《小青龙汤解》；二见于第五期第五卷之《用小青龙汤治外感痰喘之经过及变通之法》；三见于第七期本论。前后三见，内容多有重复，其要点归纳如下：张锡纯根据多年经验，盛赞"小青龙汤为治外感痰喘之神方"。应用之时，强调按原文方后注所述"若咳者，去麻黄，加杏仁"，并强调依照《金匮要略》小青龙加石膏汤之法，应"用小青龙汤三十余年，未尝一次不加生石膏"及用之之理。此外，随证加味之经验以及附案多例之疗效，详见原文所述。

特别值得提出的是，张锡纯自创从龙汤，"治外感痰喘，服小青龙汤后，病未全愈，或愈而复发者，继服此汤"，有善后调理"以敛正为主"之功。从龙汤之方药组成、剂量、加味法及方解，详见前后"三见"相关论述。

太阳病旋覆代赭石汤证

心下停有水气可作干呕咳喘，然水气仍属无形，不至于痞硬也。乃至伤寒，或因汗吐下，伤其中焦正气，致冲气、肝气皆因中气虚损而上干，迫搏于心下作痞硬，且其外呼之气必噫而后出者，则非小青龙汤所能治矣，而必须治以旋覆代赭石汤。

《伤寒论》原文：**伤寒发汗，若吐，若下，解后，心下痞硬，噫气不除者，旋覆代赭石汤主之。**（161）

【**旋覆代赭石汤方**】 旋覆花三两　人参二两　生姜五两，切　代赭石一两　大枣十二枚，擘　甘草三两，炙　半夏半升，洗　上七味，以水一斗，煮取六升，去滓，再煮取三升，温服一升，日三服。

人之胃气，其最重之责任在传送饮食，故以息息下行为顺。乃此证因汗吐下伤其胃气，则胃气不能下行，或更转而上逆。下焦之冲脉为奇经八脉之一，原上隶阳明，因胃气上逆，遂至引动冲气上冲，更助胃气上逆。且平时肝气原能助胃消食，至此亦随之上逆，团结于心下，痞而且硬，阻塞呼吸之气不能上达，以致噫气不除。噫气者，强呼其气外出之声也。此中原有痰涎与气相凝滞，故用旋覆花之逐痰水、除胁满者，降胃兼以平肝，又辅以赭石、半夏降胃即以镇冲，更伍以人参、甘草、大枣、生姜以补助胃气之虚，与平肝降胃镇冲之品相助为理，奏功自易也。

按：赭石之原质为铁氧化合，含有金气而兼饶重坠之力，故最善平肝、降胃、镇冲，在此方中当得健将，而只用一两，折为今之三钱，三分之则一剂中只有一钱，如此轻用必不能见效[1]。是以愚用此方时，轻用则六钱，重用则一两，盖如此多用，不但取其能助旋覆、半夏以平肝、降胃、镇冲也，且能助人参以辅助正气。盖人参虽善补气，而实则性兼升浮，惟借赭石之重坠以化其升浮，则人参补益之力下行可至涌泉，非然者但知用人参以补气，而其升浮之性转能补助逆气，而分毫不能补助正气，是用之不如不用也。是以愚从屡次经验以来，知此方中之赭石，即少用亦当为人参之三倍也[2]。

夫当世出一书，一经翻印其分量即恒有差缪（miù，错误），况其几经口授、传写，至宋代始有印版，安知药味之分量分毫无差误乎！夫郭公、夏五、三豕渡河之类，古经史且不免差误，况医书乎？用古不至泥古，此以救人为宗旨，有罪我者亦甘受其责而不敢辞也。再者为赭石为铁氧化合宜生轧细用之，不宜煅用，若煅之，则铁氧分离赭石原是铁矿，以火煅之铁即外出，即不堪用，且其质虽硬，实同铁锈铁锈亦系铁氧化合，即作丸散亦可生用，于脾胃固毫无伤损也。

又旋覆花，《本经》谓其味咸，主结气、胁下满、惊悸、除水。为其味咸，有似朴硝，故有软坚下行之

[1] 刘渡舟先生《伤寒论讲稿》强调该方中代赭石用量不宜大，故张锡纯对赭石用量之经验不可拘泥。

[2] 古方新用，此方宜用西洋参代替人参，前者无升浮之力，而善于气阴并补。

功，是以有以上种种之功效。而药房所鬻者其味甚苦，分毫无咸意，愚对于此等药，实不敢轻用以恃之奏功也。惟敝邑盐山武帝台汗，其地近渤海，所产旋覆花大于药房所鬻者几一倍，其味咸而且辛，用以平肝、降胃、开痰、利气诚有殊效。有姻家王姓童子，十二三岁，于晨起忽左半身手足不遂，知其为痰瘀经络，致气血不能流通也。时蓄有自制半夏若干，及所采武帝台旋覆花若干，先与以自制半夏，俾为末徐徐服之，服尽六两病愈弱半，继与以武帝台旋覆花，俾其每用二钱半，煎汤服之，日两次，旬日全愈。盖因其味咸而兼辛，则其利痰开瘀之力当益大，是以用之有捷效也。夫咸而兼辛之旋覆花，原为罕有之佳品，至其味微咸而不甚苦者，药局中容或有之，用之亦可奏效。若并此种旋覆花亦无之，用此方时，宜将方中旋覆花减半，多加赭石数钱，如此变通其方亦权可奏效也。

或问：人之呼吸惟在肺中，旋覆代赭石汤证，其痞硬在于心下，何以妨碍呼吸至噫气不除乎？答曰：肺者发动呼吸之机关也，至呼吸气之所及，非仅在于肺也，是以肺管有分支下连于心，再下则透膈连于肝，再下则由肝连于包肾之脂膜以通于胞室胞室男女皆有，是以女子妊子其脐带连于胞室，而竟能母呼子亦呼，母吸子亦吸，斯非气能下达之明征乎？由斯知心下痞硬，所阻之气虽为呼吸之气，实自肺管分支下达之气也。

太阳病大陷胸汤证

又有痰气之凝结，不在心下而在胸中者，其凝结之痰气，填满于胸膈，至窒塞其肺中之呼吸几至停止者，此为结胸之险证，原非寻常药饵所能疗治。

《伤寒论》原文：**太阳病，脉浮而动数，浮则为风，数则为热，动则为痛，数则为虚，头痛发热，微盗汗出，而反恶寒者，表未解也。医反下之，动数变迟，膈内拒痛，胃中空虚，客气动膈，短气躁烦，心中懊𢙃，阳气内陷，心下因硬，则为结胸，大陷胸汤主之……**（134）

[1] 结胸，仲景书有热实结胸与寒实结胸之分。热实结胸者"脉恒现迟象"与大承气汤证"脉迟"（208）者，必为特殊体质之人，如劳力体壮者。如此之人患阳明病腑实证可见"脉迟"，必迟缓有力。

脉浮热犹在表，原当用辛凉之药发汗以解其表，乃误认为热已入里，而以药下之，其胸中大气因下而虚，则外表之风热即乘虚而入，与上焦痰水互相凝结于胸膺之间，以填塞其空旷之府，是以成结胸之证。不但觉胸中满闷异常，即肺中呼吸亦觉大有滞碍。其提纲中既言其脉数则为热，而又言数则为虚者，盖人阴分不虚者，总有外感之热，其脉未必即数，今其热犹在表，脉之至数已数，故又因其脉数，而断其为虚也。至于因结胸而脉变为迟者，非因下后热变为凉也，盖人之脏腑中有实在瘀积，阻塞气化之流通者，其脉恒现迟象，是以大承气汤证，其脉亦迟也[1]。膈内拒痛者，胸中大气与痰水凝结之气，互相撑胀而作痛，按之则其痛益甚，是以拒按也。胃中空虚，客气动膈者，因下后胃气伤损，气化不能息息下行胃气所以传送饮食，故以息息下行为顺，而与胃相连之冲脉冲脉之上源与胃相连，其气遂易于上干，至鼓动膈膜而转排挤呼吸之气，使不得上升是以短气也。烦躁者，因表热内陷于胸中，扰乱其心君之火故烦躁也。懊恼者，上干之气欲透膈而外越，故懊恼也。

【大陷胸汤方】 大黄六两，去皮 芒硝一升 甘遂一钱匕 上三味，以水六升，先煮大黄取二升，去渣，纳芒硝煮一两沸，纳甘遂末，温服一升，得快利、止后服。所谓一钱匕者，俾匕首作扁方形，将药末积满其上，重可至一钱耳。

结胸之证，虽填塞于胸中异常满闷，然纯为外感之风热内陷，与胸中素蓄之水饮结成，纵有客气上干至于动膈，然仍阻于膈而未能上达，是以若枳实、厚朴一切开气之药皆无须用。惟重用大黄、芒硝以开痰而清热，又虑大黄、芒硝之力虽猛，或难奏效于顷刻，故又少佐以甘遂，其性以攻决为用，异常迅速，与大黄、芒硝化合为方，立能清肃其空旷之府使毫无障碍，制此方者乃霹雳手段也。

按：甘遂之性，《本经》原谓其有毒。忆愚初学医时，曾遍尝诸药以求其实际，一日清晨嚼服生甘遂一钱，阅一点钟未觉瞑眩，忽作水泻连连下行近十次，至巳时吃饭如常，饭后又泻数次，所吃之饭皆泻出，由此悟得利痰之药，当推甘遂为第一。后以治痰迷心窍之疯狂，恒恃之成功，其极量可至一钱强，然非其脉大实，不敢轻投，为其性至猛烈，是以大陷胸汤中所用之甘遂，折为今之分量，一次所服者只一分五厘[1]，而能导引大黄、芒硝直透结胸病之中坚，俾大黄、芒硝得施其药力于瞬息之顷，此乃以之为向导，少用即可成功，原无须乎多也。

[1] 汉代一钱匕折今约 1g（草木类药）。

又按：甘遂之性，原宜作丸散，若入汤剂，下咽即吐出，是以大陷胸汤方必将药煎成，而后纳甘遂之末于其中也。甘遂之性，初服之恒可不作呕吐，如连日服即易作呕吐，若此方服初次病未尽除而需再服者，宜加生赭石细末二钱，用此汤药送服，即可不作呕吐。

用大陷胸汤治结胸原有捷效，后世治结胸证敢用此方者，实百中无二三。一畏方中甘遂有毒，一疑提纲论脉处，原明言数则为虚，恐不堪此猛烈之剂。夫人之畏其方不敢用者，愚实难以相强，然其方固可通变也。《伤寒论》大陷胸汤之前，原有大陷胸丸，方系大黄半斤，葶苈半升熬，杏仁半升去皮尖熬黑，芒硝半升。上四味，捣筛二味，次纳杏仁、芒硝，研如脂，和散，取如弹丸一枚，别捣甘遂末一钱匕、白蜜二合，水二升，煮取一升，温顿服之。此方所主之证，与大陷胸汤同，因其兼有颈强如柔痉状，故于大陷胸汤中加葶苈、杏仁，和以白蜜，连渣煮服，因其病上连颈欲药力缓缓下行也。今欲于大陷胸汤中减去甘遂，可将大陷胸丸中之葶苈及前治噫气不除方中之赭石，各用数钱加于大陷胸汤中，则甘遂不用亦可奏效。夫赭石饶有重坠之力前已论之，至葶苈则味苦善降，性近甘遂而无毒，药力之猛烈亦远逊于甘遂，其苦降之性，能排逐溢于肺中之痰水使之迅速下行，故可与赭石共享以代甘遂也。

至大陷胸汤如此加减用者，若犹畏其力猛，愚又有自拟之方以代之，即拙著《衷中参西录》三期中之荡

[1] 自拟荡胸汤之力逊于大陷胸汤、丸。若危急重症需峻下逐水者，仍当取仲景方，才能立转危为安之功。

胸汤是也[1]。其方用瓜蒌仁新炒者二两捣碎，生赭石二两轧细，苏子六钱炒捣，芒硝四钱，药共四味，将前三味用水四盅煎汤两盅，去渣入芒硝融化，先温服一盅，结开大便通下者，停后服。若其胸中结犹未开，过两点钟再温服一盅，若胸中之结已开，而大便犹未通下，且不觉转矢气者，仍可温服半盅。

按：此荡胸汤方不但无甘遂，并无大黄，用以代大陷胸汤莫不随手奏效，故敢笔之于书，以公诸医界也。

太阳病小陷胸汤证附：白散方

《伤寒论》大陷胸汤后，又有小陷胸汤，以治结胸之轻者，盖其证既轻，治之之方亦宜轻矣。

《伤寒论》原文：**小结胸病，正在心下，按之则痛，脉浮滑者，小陷胸汤主之。**（138）

[2] "心下"之处乃指胃脘之位，即膈下也。
仲景书中，病位有"心中痞"（九·5）与"心下痞坚"（十二·24）之别。"心中"之位，指膈上也。

按：心下之处，注疏家有谓在膈上者，有谓在膈下者，以理推之，实以膈上为对[2]。盖膈上为太阳部位，膈下则非太阳部位。且小结胸之前百三十九节谓："太阳病重发汗而复下之，不大便五六日，舌上燥而渴，日晡所小有潮热，从心下至少腹硬满而痛不可近者，大陷胸汤主之。"观此大陷胸汤所主之病，亦有从下之文，则知心上仍属胸中无疑义也。

【小陷胸汤方】 黄连一两　半夏半升，汤洗　瓜蒌实大者一枚　上三味，以水六升，先煮瓜蒌取三升，去渣，纳诸药，煮取二升，去渣，分温三服。

此证乃心君之火炽盛，铄耗心下水饮结为热痰脉现滑象，是以知为热痰，若但有痰而不热，当现为濡象矣，而表阳又随风内陷，与之互相胶漆，停滞于心下为痞满，以堵塞心下经络，俾不流通，是以按之作痛也。为其病因由于心火炽盛，故用黄连以宁熄心火，兼以解火热之团结，又佐以半夏开痰兼能降气，瓜蒌涤痰兼以清热，其药力虽远逊于大陷胸汤，而以分消心下之痞塞自能胜任有余也。然用此方者，须将瓜蒌细切，连其仁皆切碎，方能将药力煎出。

又，此证若但痰饮痞结于心下，而脉无滑热之象者，可治以拙拟荡胸汤，惟其药剂宜斟酌减轻耳。

小结胸之外，又有寒实结胸，与小结胸之因于热者迥然各异，其治法自当另商。《伤寒论》谓宜治以三物小陷胸汤。又谓白散亦可服[1]。三物小陷胸汤《伤寒论》中未载，注疏家或疑即小陷胸汤，谓系从治之法。不知所谓从治者，如纯以热治凉，恐其格拒不受，而于纯热之中少用些些凉药为之作引也；若纯以凉治凉，是犹冰上积冰，其凝结不益坚乎？由斯知治寒实结胸，小陷胸汤断不可服，而白散可用也。爰录其方于下。

【白散方】 桔梗三分　巴豆一分，去皮心，熬黑，研如脂　贝母三分　上三味为散，纳巴豆，更于臼中杵之，以白饮和服，强人半钱匕，羸者减半，病在膈上必吐，在膈下必利，不利进热粥一杯，利过不止，进冷粥一杯。

按： 方中几分之分，当读为去声[2]，原无分量多少，如方中桔梗、贝母各三分，巴豆一分，即桔梗、贝母之分量皆比巴豆之分量多两倍，而巴豆仅得桔梗及贝母之分量三分之一也。巴豆味辛性热以攻下为用，善开冷积，是以寒实结胸当以此为主药，而佐以桔梗、贝母者，因桔梗不但能载诸药之力上行，且善开通肺中诸气管，使呼吸通畅也。至贝母为治嗽要药，而实善开胸膺之间痰气郁结。至巴豆必炒黑而后用者，因巴豆性至猛烈，炒至色黑可减其猛烈之性，然犹不敢多用，所谓半钱匕者，乃三药共和之分量，折为今之分量为一分五厘，其中巴豆之分量仅二厘强，身形羸弱者又宜少用，可谓慎之又慎也。

按： 白散方中桔梗、贝母，其分量之多少无甚关系，至巴豆为方中主药，所用仅二厘强，纵是药力猛烈，亦难奏效，此盖其分量传写有误也。愚曾遇有寒实结胸，但用巴豆治愈一案，爰详细录出以征明之。

一人年近三旬，胸中素多痰饮，平时呼吸其喉间恒

[1]《伤寒论》第141条曰："寒实结胸，无热证者，与三物小陷胸汤，白散亦可服。"按《玉函经》《千金翼方》均无"陷胸汤"及"亦可服"六字。故该方当称"三物小白散"。

[2] 汉制重量单位尚无以"分"计量者。白散方中之"分"，是各药之间剂量的比例之意，应当作"份"理解。

有痰声。时当孟春上旬，冒寒外出，受凉太过，急急还家，即卧床上，歇息移时，呼之吃饭不应，视之有似昏睡，呼吸之间痰声漉漉，手摇之使醒，张目不能言，自以手摩胸际，呼吸大有窒碍。延医治之，以为痰厥，概治以痰厥诸方皆无效。及愚视之，抚其四肢冰冷，其脉沉细欲无，因晓其家人曰：此寒实结胸证，非用《伤寒论》白散不可。遂急购巴豆去皮及心，炒黑捣烂，纸裹数层，压去其油药局中名为巴豆霜，恐药局制不如法，故自制之，秤准一分五厘，开水送下[1]，移时胸中有开通之声，呼吸顿形顺利，可作哼声，进米汤半碗。翌晨又服一剂，大便通下，病大轻减，脉象已起，四肢已温，可以发言，至言从前精神昏愦似无知觉，此时觉胸中似满闷。遂又为开干姜、桂枝尖、人参、厚朴诸药为一方，俾多服数剂以善其后。

如畏巴豆之猛烈不敢轻用，愚又有变通之法[2]，试再举一案以明之。

一妇人年近四旬，素患寒饮，平素喜服干姜、桂枝等药。时当严冬，因在冷屋察点屋中家具为时甚久，忽昏仆于地，舁诸床上，自犹能言，谓适才觉凉气上冲遂至昏仆，今则觉呼吸十分努力气息始通，当速用药救我，言际忽又昏愦，气息几断。时愚正在其村为他家治病，急求为诊视，其脉微细若无，不足四至，询知其素日禀赋及此次得病之由，知其为寒实结胸无疑，取药无及，急用胡椒辛热之品能开寒结三钱捣碎，煎两三沸，徐徐灌下，顿觉呼吸顺利，不再昏厥。遂又为疏方，干姜、生怀山药各六钱，白术、当归各四钱，桂枝尖、半夏、甘草各三钱，厚朴、陈皮各二钱，煎服两剂，病愈十之八九。又即原方略为加减，俾多服数剂以善其后。

谨按：有以"胡椒非开结之品，何以用之而效"为问者，曰：此取其至辛之味以救一时之急，且辛热之品能开寒结，仲景通脉四逆汤所以加重干姜也。

又有以"腹满用厚朴，胸满用枳实，此两证均系结胸，何以不用枳实而用厚朴"为问者，曰：枳实性凉，与寒实结胸不宜；厚朴性温，且能通阳，故用也。

受业　张堃谨注

太阳病大黄黄连泻心汤证

诸陷胸汤、丸及白散之外，又有泻心汤数方，虽曰泻心，实亦治胸中之病。盖陷胸诸方所治者，胸中有形之痰水为病；诸泻心汤所治之病，胸中无形之气化为病也[1]。

《伤寒论》原文：**心下痞，按之濡，其脉关上浮者，大黄黄连泻心汤主之**。（154）

【大黄黄连泻心汤方】 大黄二两　黄连一两　上二味，以麻沸汤二升渍之须臾，绞去渣，分温再服。

人之上焦如雾。上焦者膈上也，所谓如雾者，心阳能蒸腾上焦之湿气作云雾而化水，缘三焦脂膜以下达于膀胱也。乃今因外感之邪气深陷胸中，与心火蒸腾之气抟结于心下而作痞，故用黄连以泻心火，用大黄以除内陷之外邪，则心下之痞者开，自能还其上焦如雾之常矣。至于大黄、黄连不用汤煮[2]，而俱以麻沸汤渍之者，是但取其清轻之气以治上，不欲取其重浊之汁以攻下也。

按语：陷胸汤证者，胸腹病之证治也。以原文第136条曰："此为水结在胸胁也……大陷胸汤主之。" 135条曰："结胸热实，脉沉而紧，心下痛，按之石硬者，大陷胸汤主之。" 第137条曰："从心下至少腹硬满而痛不可近者，大陷胸汤主之。" 上述可知，陷胸汤证即西医学所述胸膜炎胸腔积液或腹膜炎腹腔积液（135条曰"心下"为局限性腹膜炎；137条曰"从心下至少腹"为弥漫性腹膜炎。此为危急重症）之证治。

泻心汤证者，上腹部胃病之证治也。须知"心下"与"心中"部位不同；"心下痞"为胃脘部之病

[1] 陷胸汤证与泻心汤证，类证也。明辨之，鉴别之，很有必要。惜张锡纯对"心下痞"之认识不确，详见按语。

[2] 黄连质硬，如不破开，渍之难效。今药房有黄连片，宜选用。

[1] 尤在泾深刻领悟附子泻心汤治病制方之理,他说:"此证邪热有余而正阳不足,设治邪而遗正,则恶寒益甚,或补阳而遗热,则痞满愈增。此方寒热补泻并投互治,诚不得已之苦心,然使无法以制之,鲜不混而无功矣。方以麻沸汤渍寒药,别煮附子取汁,合和与服,则寒热异其气,生熟异其性,药虽同行而功则各奏,乃先圣之妙用也。"(《伤寒贯珠集·太阳救逆法》)

[2] 附子与黄芪功效不同:附子辛热,善于温阳;黄芪甘温,长于益气。二药自有专功,岂可互代耶?一部《伤寒论》,亡阳者,无一方用黄芪,皆用附子。治杂病气虚,方用黄芪。仲圣用药,有规律可循。首先要效法之,然后可变通之。

证(如胃炎之类);"心中痞"为胸中局限部位之病证(可见于不典型心绞痛)。《金匮要略》第9篇与第12篇相关条文有"心中痞"与"心下痞"之别,详见原文。

生理上脏与腑相关,一旦发病,可互相影响。临床以大黄黄连泻心汤原方原法治愈一例心痛重症(心绞痛、心力衰竭)。

太阳病附子泻心汤证附: 自拟变通方

心下痞病,有宜并凉、热之药为一方,而后能治愈者,《伤寒论》附子泻心汤所主之病是也。试再详论之。

《伤寒论》原文:**心下痞,而复恶寒汗出者,附子泻心汤主之。**(155)

【**附子泻心汤方**】 大黄二两　黄连　黄芩各一两附子一枚,炮、去皮,破,别煮取汁 上四味,切前三味以麻沸汤二升渍之,须臾绞去滓,纳附子汁,分温再服。

附子泻心汤所主之病,其心下之痞与大黄黄连泻心汤所主之病同,因其复恶寒,且汗出,知其外卫之阳不能固摄,且知其阳分虚弱不能抗御外寒也。夫太阳之根底在于下焦水府,故于前方中加附子以补助水府之元阳,且以大黄、黄连治上,但渍以麻沸汤,取其清轻之气易于上行也。以附子治下,则煎取浓汤,欲其重浊之汁易于下降也。是以如此寒热殊异之药,浑和为剂而服下,热不妨寒,寒不妨热,分途施治,同时奏功,此不但用药之妙具其精心,即制方之妙亦几令人不可思议也[1]。

附子泻心汤之方虽妙,然为其大寒大热并用,医者恒不敢轻试。而愚对于此方原有变通之法,似较平易易用。其方无他,即用黄芪以代附子也[2]。盖太阳之府原有二,一在膀胱,一在胸中于六经总论中曾详言其理,而胸中所积之大气,实与太阳外表之卫气有息息密切之关系。气原属阳,胸中大气一虚,不但外卫之气虚不能固摄，其外卫之阳亦遂因之衰微而不能御寒，是以汗出而且恶寒也。用黄芪以补助其胸中大气，则外卫之气固，而汗可不出，即外卫之阳亦因之壮旺而不畏寒矣。盖用附子者，所以补助太阳下焦之府；用黄芪者，所以补助太阳上焦之府，二府之气化原互相流通也。爰审定其方于下，以备采用。

大黄三钱　黄连二钱　生箭芪三钱　前二味用麻沸汤渍取清汤多半盅，后一味煮取浓汤少半盅，浑和作一次温服。

或问：凡人脏腑有瘀，恒忌服补药，因补之则所瘀者益锢闭也。今此证既心下瘀而作痞[1]，何以复用黄芪以易附子乎？答曰：凡用药开瘀，将药服下，必其脏腑之气化能营运其破药之力始能奏效，若但知重用破药以破瘀，恒有将其气分破伤而瘀转不开者，是以人之有瘀者，固忌服补气之药，而补气之药若与开破之药同用，则补气之药转能助开破之药，俾所瘀者速消。

[1] 附子泻心汤证之"心下痞"者，热郁也，不可称"瘀"。郁与瘀有所不同，郁证发于气分；瘀乃发于血分，"凡气分之热不得称瘀"（《金匮要略浅注补正》）。

太阳病炙甘草汤证

陷胸、泻心诸方，大抵皆治外感之实证，乃有其证虽属外感而其人内亏实甚者，则《伤寒论》中炙甘草汤所主之证是也。

《伤寒论》原文：**伤寒，脉结代，心动悸，炙甘草汤主之。**（177）

脉之跳动，偶有止时，其止无定数者为结，言其脉结而不行，是以中止也；止有定数者曰代，言其脉至此即少一跳动，必需他脉代之也。二脉虽皆为特别病脉，然实有轻重之分，盖结脉止无定数，不过其脉偶阻于气血凝滞之处，而有时一止，是以为病犹轻；至代脉则止有定数，是脏腑中有一脏之气内亏，不能外达于脉之部位，是以为病甚重也。其心动悸者，正其结代脉之所由来也[2]。

[2] 以西医学解释"脉结代"之理：结脉与代脉多为室性早搏，早搏有规律者为代脉，如二联律、三联律；早搏无规律者为结脉。中西医都认为：结脉病轻，代脉病重。

【炙甘草汤方】 甘草四两，炙　生姜三两，切　桂枝三两，去皮　人参二两　生地黄一斤　阿胶二两　麦门冬半升　麻子仁半升　大枣三十枚，擘　上九味，以清酒七

[1]《名医别录》曰生地黄"补五脏，内伤不足，通血脉，益气力"，总之是以补为通之药。只言"补肾脏"，未免局限其功用。

[2] 中西结合，酒为有机溶剂，可使药物有效成分充分发挥。用酒与否，直接影响疗效，谨记！

[3]《名医别录》："人参……生上党与辽东。"可知经方所用之人参包括今之人参与党参两种。但古之人参皆为野生者。

[4] 脉结代，其病机为阳明实热者，治当以白虎汤为主方。这与炙甘草汤补虚为主不同。

升，水八升，先煮八味取三升，去滓纳胶，烊化消尽，温服一升，日三服，一名复脉汤。

炙甘草汤之用意甚深，而注疏家则谓，方中多用富有汁浆之药，为其心血亏少，是以心中动悸以致脉象结代，故重用富有汁浆之药，以滋补心血，为此方中之宗旨，不知如此以论此方，则浅之乎视此方矣。试观方中诸药，惟生地黄即干地黄重用一斤，地黄原补肾药也[1]，惟当时无熟地黄，多用又恐其失于寒凉，故煮之以酒七升、水八升，且酒水共十五升，而煮之减去十二升，是酒性原热，而又复久煮，欲变生地黄之凉性为温性者，欲其温补肾脏也[2]。盖脉之跳动在心，而脉之所以跳动有力者，实赖肾气上升与心气相济，是以伤寒少阴病，因肾为病伤，遏抑肾中气化不能上与心交，无论其病为凉为热，而脉皆微弱无力，是明征也。由斯观之，是炙甘草汤之用意，原以补助肾中之气化，俾其壮旺上升，与心中之气化相济救为要着也。至其滋补心血，则犹方中兼治之副作用也，犹此方中所缓图者也。

方中人参原能助心脉跳动，实为方中要药，而只用二两，折为今之六钱，再三分之一，剂中只有人参二钱，此恐分量有误，拟加倍为四钱则奏效当速也。然人参必用党参，而不用辽参，盖辽参有热性也[3]。

脉象结代而兼有阳明实热者，但治以炙甘草汤恐难奏功，宜借用白虎加人参汤[4]，以炙甘草汤中生地黄代方中知母，生怀山药代方中粳米。曾治一叟，年近六旬，得伤寒证，四五日间表里大热，其脉象洪而不实，现有代象，舌苔白而微黄，大便数日未行。为疏方，用生石膏三两，大生地一两，野台参四钱，生怀山药六钱，甘草三钱，煎汤三盅，分三次温饮下，将三次服完，脉已不代，热退强半，大便犹未通下，遂即原方减去石膏五钱，加天冬八钱，仍如从前煎服，病遂全愈。

又炙甘草汤虽结代之脉并治，然因结轻代重，故其制方之时注重于代，纯用补药。至结脉恒有不宜纯用补药，亦少加开通之药始与病相宜者[1]。近曾在津治一钱姓壮年，得伤寒证，三四日间延为诊视，其脉象洪滑甚实，或七八动一止，或十余动一止，其止皆在左部，询其得病之由，知系未病之前曾怒动肝火，继又出门感寒，遂得斯病，因此知其左脉之结乃肝气之不舒也。为疏方，仍白虎加人参汤加减，生石膏细末四两，知母八钱，以生山药代粳米用六钱，野台参四钱，甘草三钱，外加生莱菔子四钱捣碎，煎汤三盅，分三次温服下。结脉虽除，而脉象仍有余热，遂即原方将石膏减去一两，人参、莱菔子各减一钱，仍如前煎服，其大便从前四日未通，将药三次服完后，大便通下，病遂全愈。

按：此次所用之方中不以生地黄代知母者，因地黄之性与莱菔子不相宜也。

又，愚治寒温证不轻用降下之品，其人虽热入阳明之府，若无大便燥硬，欲下不下之实征，亦恒投以大剂白虎汤清其热，热清大便恒自通下[2]。是以愚日日临证，白虎汤实为常用之品，承气汤恒终岁不一用也。

又治一叟，年过六旬，大便下血，医治三十余日病益进，日下血十余次，且多血块，精神昏愦。延为诊视，其脉洪实异常，至数不数，惟右部有止时，其止无定数[3]，乃结脉也。其舌苔纯黑，知系外感大实之证，从前医者但知治其便血，不知治其外感实热，可异也。投以白虎加人参汤，方中生石膏重用四两，为其下血日久，又用生山药一两以代方中粳米，取其能滋阴补肾，兼能固元气也。煎汤三盅，分三次温服下，每次送服广三七细末一钱，如此日服一剂，两日血止，大便犹日行数次，脉象之洪实大减，而其结益甚，且腹中觉胀。询其病因，知得于恼怒之后，遂改用生莱菔子五钱，而佐以白芍、滑石、天花粉、甘草诸药外用鲜白茅根切碎四两，煮三四沸，取其汤以代水煎药，服一剂胀消，脉之至数调匀，毫无结象而仍然有力，大便滑泻已减半，再投以拙拟滋阴清燥汤方系生怀山药、滑石各一两，生杭芍六钱，甘草三钱，一剂泻止，脉亦和平。

[1] 炙甘草汤全方，本来是以静药（补益药）为主，以动药（如桂枝、生姜）为助，乃动静结合、通补兼顾之方。

[2] 白虎汤以凉药为主，大剂用之，其寒凉之性，既清热，又通便（如过进寒凉饮食可通便，甚至便溏）。

[3] 如此下血证，辨证以白虎汤加味而取效，与炙甘草汤无涉，不必以结脉就硬去联系。

观上所录二案，知结脉现象未必皆属内亏，恒有因气分不舒，理其气即可愈者。

又，有脉非结代，而若现雀啄之象者[1]，此亦气分有所阻隔也。曾治一少妇素日多病，于孟春中旬得伤寒，四五日表里俱壮热，其舌苔白而中心微黄，毫无津液，脉搏近六至，重按有力，或十余动之后，或二十余动之后，恒现有雀啄之象，有如雀之啄粟，恒连二三啄也。其呼吸外出之时，恒似有所龃龉而不能畅舒。细问病因，知其平日司家中出入账目，其姑察账甚严，未病之先，因账有差误，曾被责斥，由此知其气息不顺及脉象之雀啄，其原因皆由此也。问其大便自病后未行，石膏减去一两，为其津液亏损，为加天花粉八钱，遂仍治以前案钱姓方，将生莱菔子亦煎汤三盅，分三次温服下，脉象已近和平，至数调匀如常，呼吸亦顺，惟大便犹未通下，改用滋阴、润燥、清火之品，服两剂大便通下全愈。

按语：清代医家喻嘉言《医门法律》指出：炙甘草汤为"治邪少虚多，脉结代之圣方也"。可谓要言不烦。

张锡纯与曹颖甫都是近代临床大家，但他们运用经方的风格不同：曹颖甫善于应用经方之原方治病（《经方实验录》对炙甘草汤证有精辟论述）；张锡纯善于对经方变通应用。总结古今医家用好经方的3个原则：一是，方证相对，即用原方；二是适当加减，活用经方；三是师其大法，自创新方。三者均是善用经方的体现。

太阳病桃核承气汤证

以上所论伤寒太阳篇，诸方虽不一致，大抵皆治太阳在经之病者也。至治太阳在府之病其方原无多，而治太阳府病之至剧者，则桃核承气汤是也。试再进而详论之。

《伤寒论》原文：**太阳病不解，热结膀胱，其人如狂，血自下，下者愈。其外不解者尚未可攻，当先解其**

[1] 所述脉"现雀啄之象者"，似为西医学所说的心律失常"心房颤动"等脉象特点。

外。外解已，但少腹急结者，乃可攻之，宜桃核承气汤。（106）

【桃核承气汤方】 桃仁五十个，去皮尖　桂枝二两，去皮　大黄四两，去皮　芒硝二两　甘草二两，炙　上五味，以水七升，煮取二升半，去滓纳芒硝，更上火微沸，下火，先食温服五合，日三服。当微利。

此证乃外感之热，循三焦脂膜下降结于膀胱，膀胱上与胞室之脂膜相连，其热上蒸，以致胞室亦蕴有实热血蓄而不行，且其热由任脉上窜，扰乱神明，是以其人如狂也。然病机之变化无穷，若其胞室之血蓄极而自下，其热即可随血而下，是以其病可愈[1]。若其血蓄不能自下，且有欲下不下之势，此非攻之使下不可。惟其外表未解，或因下后而外感之热复内陷，故又宜先解其外表而后可攻下也。

大黄味苦、气香、性凉，原能开气破血，为攻下之品，然无专入血分之药以引之，则其破血之力仍不专。方中用桃仁者，取其能引大黄之力专入血分以破血也。徐灵胎云：桃花得三月春和之气以生，而花色鲜明似血，故凡血郁、血结之疾，不能自调和畅达者，桃仁能入其中而和之散之。然其生血之功少，而去瘀之功多者何也？盖桃核本非血类，故不能有所补益，若瘀血皆已败之血，非生气不能流通，桃之生气在于仁，而味苦又能开泄，故能逐旧而不伤新也。至方中又用桂枝者，亦因其善引诸药入血分，且能引诸药上行以清上焦血分之热，则神明自安而如狂者可愈也[2]。

特是用桃核承气汤时，又须细加斟酌。其人若素日少腹恒觉胀，至此因外感之激发，而胀益甚者，当防其素有瘀血，若误用桃核承气汤下之，则所下者，必紫色成块之血，其人血下之后，十中难救一二[3]。若临证至不得已必须用桃核承气汤时，须将此事说明，以免病家之误会也。

按：热结膀胱之证，不必皆累及胞室蓄血也。人有病在太阳旬余不解，午前稍轻，午后则肢体酸懒，头目

[1] 桃核承气汤证乃热与血结也。

[2] 该方即调胃承气汤加桂枝、桃仁，引入血分，以破瘀结，"血自下，下者愈"。

[3] 此张锡纯临证经验教训。桃核承气汤为攻瘀泻实之剂，不可用于因虚致瘀证。

[1] 此等病情颇似太阳蓄水证，五苓散加减治之可也，不一定中西药并用。

昏沉，身似灼热，转畏寒凉，舌苔纯白，小便赤涩者，此但热结膀胱而胞室未尝蓄血也。此当治以经府双解之剂，宜用鲜白茅根锉细二两，滑石一两，共煮五六沸取清汤一大盅，送服西药阿斯必林瓦许，周身得汗，小便必然通利，而太阳之表里俱清矣[1]。

医学衷中参西录第七期第二卷

太阳阳明合病桂枝加葛根汤证

伤寒之传经，自太阳而阳明，然二经之病恒互相连带，不能划然分为两界也。是以太阳之病有兼阳明者，此乃太阳入阳明之渐也，桂枝加葛根汤所主之病是也。

《伤寒论》原文：**太阳病，项背强几几** 音殳 **，反汗出恶风者，桂枝加葛根汤主之。**（14）

【桂枝加葛根汤方】 桂枝三两，去皮　芍药三两甘草二两，炙　生姜三两，切　大枣十二枚，擘　葛根四两

上六味，以水一斗，先煮葛根减二升，纳诸药，煮取三升，去滓，温服一升。覆取微似汗，不须啜粥，余如桂枝法将息及禁忌。

王和安[1]曰：手阳明经，根于大肠出络胃，外出肩背合于督脉，其气由大肠胃外之油膜吸水所化，循本经上出肩背。葛根纯为膜丝管之组织，性善吸水，入土最深，能吸引土下黄泉之水，化气结脂，上升于长藤支络，最与阳明经性切合，气味轻清，尤善解热，故元人张元素谓为阳明仙药[2]也。此方以桂枝汤治太阳中风之本病，加葛根以清解阳明经之兼病，使兼及阳明经之郁热化为清阳，仍以姜、桂之力引之，从太阳所司之营卫而出。至葛根之分量用之独重者，所以监制姜、桂之热不使为弊也[3]。不须啜粥者，以葛根养液无须谷力之助也。伤寒之病，手经足经皆有，因手、足之经原相毗连不能为之分清，是以仲景著书，只浑言某经未尝确定其为手为足也。愚于第一课首节中，曾详论之。王氏注解此方，以手经立论，原《伤寒论》中当有之义，勿讶其为特创别说也。

张拱端[4]曰：太阳之经连风府，上头项，挟脊，抵腰，至足，循身之背。本论论太阳经病约有三样，一头痛，二项强，三背几几。头、项、背三处，一脉相贯，故又有"头项强痛，项背强几几"之互词，以太阳之经脉，置行于背而上于头，故不限于一处也。读者须知上节止言头痛，是经病之轻证；此节项背强几几，则经脉所受之邪较重。《内经》云："邪入于输，腰脊乃强。"

[1] 王和安：民国时期医家，曾编辑《伤寒论新注》。

[2] 葛根为兼治太阳病与阳明病之药。

[3] 方制君臣，"君药分量最多，臣药次之，使药又次之，不可令臣过于君，君臣有序，相互宣摄，则可以御邪除病矣"（李东垣）。

[4] 张拱端：清代医家，著有《日知录》。

今邪入于太阳之经输，致使项背强几几。察其邪入之路，从风池而入，上不干于脑，而下干于背，故头不痛而项背强也。又据汗出恶风证，是邪不独入经输，且入肌肉，故用桂枝汤以解肌，加葛根以达经输，而疗项背几几之病也[1]。

[1] 张拱端所论甚是。

愚按： 太阳主皮毛，阳明主肌肉，人身之筋络于肌肉之中，为其热在肌肉，筋被热烁有拘挛之意，有似短羽之鸟，伸颈难于飞举之状，故以几几者状之也。至葛根性善醒酒葛花尤良，古有葛花醒醒汤，其凉而能散可知。且其能鼓胃中津液上潮以止消渴，若用以治阳明之病，是藉阳明府中之气化，以逐阳明在经之邪也，是以其奏效自易也。

按语： 张锡纯将本文（14）桂枝加葛根汤证与下文（31）葛根汤证并说为"太阳阳明合病"，有失仲景本义。仲景原文明曰"太阳与阳明合病"者，乃后文第32条（太阳与阳明合病者，必自下利，葛根汤主之）与第33条（太阳与阳明合病，不下利，但呕者，葛根加半夏汤主之）。据《神农本草经》《名医别录》所述及后世经验，葛根本为既治太阳病，又治阳明病之药，故第14条与第31条方证用葛根者，以其"项背强几几"为邪入太阳经输，故用葛根散经输之邪。而第32条与第33条方证用葛根汤者，以其太阳病邪不特盛行于表，并且浸淫于里而影响阳明胃肠，兼肠病下利，葛根汤解表邪，其主药葛根且能"起阴气"（《神农本草经》）以升提之；不下利但呕者，加半夏以下逆气。原文虽曰二阳合病，而实则邪盛于太阳。夫邪盛于外而之内者，仍当先治其外邪。如此大法详见《素问·至真要大论》。

太阳阳明合病葛根汤证

桂枝加葛根汤是治太阳兼阳明之有汗者。至太阳兼阳明之无汗者，《伤寒论》又另有治法。其方即葛根汤。

《伤寒论》原文：**太阳病，项背强几几，无汗恶风者，葛根汤主之。**（31）

【葛根汤方】 葛根四两 麻黄三两，去节 桂枝二两，去皮 芍药二两 甘草二两，炙 生姜三两，切 大枣十二枚，擘 上七味，以水一斗，先煮麻黄、葛根，减二升，去沫，纳诸药，煎取三升，去渣，温服一升，复取微似汗，不须啜粥，余如桂枝汤法将息及禁忌。

陈古愚曰：桂枝加葛根汤与此汤，俱治太阳经输之病。太阳之经在背，经云"邪入于输，腰脊乃强"。师于二方皆云治项背几几者，小鸟羽短，欲飞不能飞，而伸颈之象也。但前方治汗出，是邪从肌腠而入，故主桂枝；此方治无汗，是邪从肤表而入，故主麻黄[1]。然邪既入输，肌腠亦病，方中取桂枝汤全方加葛根、麻黄，亦肌表两解之治，与桂枝二麻黄一汤同意而用却不同，微乎微乎！

按语：葛根汤既有桂枝汤之全方，又有麻黄汤之主药。以方测证，则葛根汤证既有桂枝汤证之营卫失和证，又有麻黄汤证之表气郁闭证，唯以"项背强几几"为主症特点，故以葛根为主药治之。因此可以说，葛根汤证是介于桂枝汤与麻黄汤之间的一个中间证候，亦可认为葛根汤为治太阳病的代表方。临床之时，对于太阳病证候，既不适宜用桂枝汤，又不适宜用麻黄汤，可考虑用葛根汤治之。《名医别录》曰：葛根"主治伤寒中风头痛，解肌发表出汗，开腠理……"这可解释为何把葛根作为太阳病主方之主药。张仲景的贡献还在于，他发现了葛根对"项强"的特殊疗效，被后世广泛重视及发挥应用。

阳明病葛根黄芩黄连汤证附： 自订滋阴宣解汤方

上所论二方，皆治太阳与阳明合病之方也。乃有其病原属太阳，误治之后，而又纯属阳明者，葛根黄芩黄连汤所主之病是也。

[1] 太阳病，或汗出，或无汗，这与体质强弱有关，与受邪轻重亦有关。

《伤寒论》原文：**太阳病，桂枝证，医反下之，利遂不止，脉促者，表未解也；喘而汗出者，葛根黄芩黄连汤主之。**（34）

【葛根黄芩黄连汤方】　葛根半斤　甘草二两，炙黄芩三两　黄连三两　上四味，以水八升，先煮葛根，减二升，纳诸药煮取二升，去渣，分温再服。

促脉与结、代之脉皆不同，注疏诸家多谓，脉动速时一止者曰促。夫促脉虽多见于速脉之中，而实非止也[1]。譬如人之行路，行行且止，少停一步复行，是结、代也。又譬如人之奔驰，急急速走，路中偶遇不平，足下恒因有所龃龉，改其步武，而仍然奔驰不止，此促脉也。是以促脉多见于速脉中也。凡此等脉，多因外感之热内陷，促其脉之跳动加速，致脉管有所拥挤，偶现此象，名之为促，若有人催促之使然也。故方中重用芩、连，化其下陷之热，而即用葛根之清轻透表[2]者，引其化而欲散之热尽达于外，则表里俱清矣。且喘为肺病，汗为心液，下陷之热既促脉之跳动改其常度，复迫心肺之阳外越，喘而且汗，由斯知方中芩、连，不但取其能清外感内陷之热，并善清心肺之热，而汗喘自愈也。况黄连性能厚肠，又为治下利之要药乎？若服药后，又有余热利不止者，宜治以拙拟滋阴宣解汤方载三期五卷，系滑石、山药各一两，杭芍六钱，甘草三钱，连翘三钱，蝉蜕去足土三钱。

陆九芝[3]曰：温热之与伤寒所异者，伤寒恶寒，温热不恶寒耳[4]。恶寒为太阳主证，不恶寒为阳明主证，仲景于此分之最严。恶寒而无汗用麻黄，恶寒而有汗用桂枝，不恶寒而有汗且恶热者用葛根。阳明之葛根，即太阳之桂枝也，所以达表也。葛根黄芩黄连汤中之芩、连，即桂枝汤中之芍药也，所以安里也。桂枝协麻黄治恶寒之伤寒，葛根协芩、连治不恶寒之温热，其方为伤寒、温热之分途，任后人审其病之为寒为热而分用之。尤重在芩、连之苦，不独可降可泻，且合苦以坚之之义，坚毛窍可以止汗，坚肠

[1] 医家对促脉有两种见解。张锡纯对促脉的解说为其一，但古今医家多赞同《脉经》所谓促脉乃"来去数，时一止复来"之论。

[2] 葛根具辛凉升散之性，能从里宣透于外。

[3] 陆九芝：陆懋修，字九芝，清代医家，著《世补斋医书》。

[4] "太阳病，发热而渴，不恶寒者，为温病……"（6）

胃可以止利，所以葛根黄芩黄连汤又有下利不止之治，一方而表里兼清，此则药借病用，本不专为下利设也。乃后人视此方，若舍下利一证外更无他用者何也？

按：用此方为阳明温热发表之药，可为特识。然葛根发表力甚微，若遇证之无汗者，当加薄荷叶三钱，始能透表出汗，试观葛根汤治项背强几几无汗恶风者，必佐以麻、桂可知也。当仲景时薄荷尚未入药，前曾论之。究之清轻解肌之品，最宜于阳明经病之发表，且于温病初得者，不仅薄荷，若连翘、蝉蜕其性皆与薄荷相近，而当仲景时，于连翘止知用其根即连轺赤小豆汤中之连轺以利小便，而犹不知用连翘以发表。至于古人用蝉，但知用蚱蝉，是连其全身用之，而不知用其退有皮以达皮之妙也。盖连翘若单用一两，能于十二小时中使周身不断微汗[1]。若止用二三钱于有薄荷剂中，亦可使薄荷发汗之力绵长。至蝉蜕若单用三钱煎服，分毫不觉有发表之力，即可周身得微汗，且与连翘又皆为清表温疹之妙品，以辅佐薄荷奏功，故因论薄荷而连类及之也。

按语：上文自"陆九芝曰……"以下文字及"按"之内容，与前三期合编第五卷之《葛根黄芩黄连汤解》内容基本相同。

深研白虎汤之功用

上所论有葛根诸方，皆治阳明在经之病者也[2]，至阳明在府之病，又当另议治法。其治之主要，自当以白虎汤为称首也。

《伤寒论》原文：**伤寒，脉浮滑，此表有热里有寒，白虎汤主之。**（176）此节载太阳篇

按：此脉象浮而且滑，夫滑则为热入里矣，乃滑而兼浮，是其热未尽入里，半在阳明之府，半在阳明之经也。在经为表，在府为里，故曰表有热、里有寒。《内

[1] 葛根"轻清透表"，薄荷、连翘、蝉蜕其性皆与之相近。四药之性都适宜于温病卫分证。张锡纯对"三药"用之经验详见第四期第四卷。

张锡纯以发展的眼光吸取历代中药研究成果，与经方之方药"接轨"，使之更加完善，提高了疗效。如此与时俱进的思路，足供效法。

[2] 白虎汤为治阳明病热证（经证）之主方，葛根诸方则另当别论。

经》谓热病者皆伤寒之类也。又谓人之伤于寒也，则为病热。此所谓里有寒者，盖谓伤寒之热邪已入里也。陈氏[1]之解原如斯，愚则亦以为然。至他注疏家有谓此寒热二字，宜上下互易，当作外有寒、里有热者，然其脉象既现浮滑，其外表断不至恶寒也[2]。有谓此寒字当系痰之误，因痰寒二音相近，且脉滑亦为有痰之征也。然在寒温，其脉有滑象，原主阳明之热已实，且足征病者气血素充，治亦易愈。若因其脉滑，而以为有痰，则白虎汤岂为治痰之剂乎？

《伤寒论》原文：**三阳合病，腹满身重，难以转侧，口不仁，面垢，谵语，遗尿。发汗则谵语，下之则额上生汗，手足逆冷。若自汗出者，白虎汤主之。**（219）此节载阳明篇

按：证为三阳合病，乃阳明外连太阳、内连少阳也。由此知三阳会合以阳明为中间，三阳之病会合即以阳明之病为中坚也。是以其主病之方，仍为白虎汤，势若师师以攻敌，以全力捣其中坚，而其余者自瓦解[3]。

《伤寒论》原文：**伤寒，脉滑而厥者，里有热，白虎汤主之。**此节载厥阴篇

按：脉滑者，阳明之热传入厥阴也。其脉滑而四肢厥逆者，因肝主疏泄，此证乃阳明传来之热郁于肝中[4]，致肝失其所司而不能疏泄，是以热深厥亦深也。治以白虎汤，热消而厥自回矣。或问：伤寒传经之次第，原自阳明而少阳，三传而后至厥阴，今言阳明之热传入厥阴，将勿与经旨有背谬乎？答曰：白虎汤原为治阳明实热之正药，其证非阳明之实热者，仲景必不用白虎汤。此盖因阳明在经之热，不传于府若入府则不他传矣而传于少阳，由少阳而为腑脏之相传如由太阳传少阴，即腑脏相传，《伤寒论》少阴篇麻黄附子细辛汤所主之病是也，则肝中传入阳明实热矣。究之此等证，其左右两关必皆现有实热之象，盖此阳明在经之热，虽由少阳以入厥阴，必仍有余热入于阳明之府，俾其府亦蕴有实热，故可放胆投以白虎汤，而于胃府无

[1] 陈氏：究为何人，无从考证。

[2] 仲景书中"伤寒"之"寒"字有广义与狭义之分。广义而言，"寒"当"邪"字解；狭义之"寒"字，即六淫之一的寒邪。悟透了这一点，则仲景之书思过半矣。"寒"字当"邪"字解，不但见于仲景之书，而且见于先秦诸子之书。例如，《孟子·告子上》有："吾退而寒之者至矣。"

[3] 所谓"射人先射马，擒贼先擒王"，攻其要也。

[4] 尤在泾说："此阳明热极发厥之证，误编入厥阴者也。"此说符合以方测证之思路，不必与厥阴肝联系。

损也。

【白虎汤方】 知母六两　石膏一斤，打碎　甘草二两，炙　粳米六合　上四味，以水一斗，煮米熟汤成，去滓，温服一升，日三服。

方中重用石膏为主药，取其辛凉之性，质重气轻，不但长于清热，且善排挤内蕴之热息息自毛孔达出也。用知母者，取其凉润滋阴之性，既可佐石膏以退热，更可防阳明热久者之耗真阴也。用甘草者，取其甘缓之性，能逗留石膏之寒凉不至下趋也。用粳米者，取其汁浆浓郁能调石膏金石之药使之与胃相宜也。药止四味，而若此相助为理，俾猛悍之剂归于和平，任人放胆用之，以挽回人命于垂危之际，真无尚之良方也。何犹多畏之如虎而不敢轻用哉！

白虎汤所主之病，分载于太阳、阳明、厥阴篇中，惟阳明所载未言其脉象何如，似令人有未惬意之处。然即太阳篇之脉浮而滑及厥阴篇之脉滑而厥推之，其脉当为洪滑无疑[1]，此当用白虎汤之正脉也。故治伤寒者，临证时若见其脉象洪滑，知其阳明之府热已实，放胆投以白虎汤必无差谬，其人将药服后，或出凉汗而愈，或不出汗其热亦可暗消于无形。若其脉为浮滑，知其病犹连表，于方中加薄荷叶一钱，或加连翘、蝉蜕各一钱，服后须臾即可由汗出而愈此理参看《衷中参西录》三期五卷"寒解汤"下诠解自明。其脉为滑而厥也，知系厥阴肝气不舒，可用白茅根煮汤以之煎药，服后须臾厥回，其病亦遂愈。此愚生平经验所得，故敢确实言之，以补古书所未备也。

近世用白虎汤者，恒恪守吴氏四禁。所谓四禁者，即其所著《温病条辨》白虎汤后所列禁用白虎汤之四条也。然其四条之中，显有与经旨相反之两条，若必奉之为金科玉律，则此救颠扶危挽回人命之良方，几将置之无用之地。

吴鞠通原文：**白虎本为达热出表，若其人脉浮弦而细者，不可与也；脉沉者，不可与也；不渴者，不可与**

也；汗不出者，不可与也。常须识此，勿令误也[1]。

按：前两条之不可与，原当禁用白虎汤矣。至其第三条谓不渴者不可与也，夫用白虎汤之定例，渴者加人参，其不渴者即服白虎汤原方，无事加参可知矣。吴氏以为不渴者不可与，显与经旨相背矣。且果遵吴氏之言，其人若渴即可与以白虎汤，而亦无事加参矣，不又显与渴者加人参之经旨相背乎？至其第四条谓汗不出者不可与也，夫白虎汤三见于《伤寒论》，惟阳明篇中所主之三阳合病有汗，其太阳篇所主之病及厥阴篇所主之病，皆未见有汗也。仲圣当日未见有汗即用白虎汤，而吴氏则于未见有汗者禁用白虎汤，此不又显与经旨相背乎？且石膏原具有发表之性，其汗不出者不正可借以发其汗乎？且即吴氏所定之例，必其人有汗且兼渴者始可用白虎汤，然阳明实热之证，渴而兼汗出者，十人之中不过一二人，是不几将白虎汤置之无用之地乎？夫吴氏为清季名医，而对于白虎汤竟误设禁忌若此，彼盖未知石膏之性也。及至所著医案，曾治何姓叟，手足拘挛，因误服热药所致，每剂中用生石膏八两，服近五十日始愈，计用生石膏二十余斤。又治赵姓中焦留饮，上泛作喘[2]，每剂药中皆重用生石膏，有一剂药中用六两、八两者，有一剂中用十二两者，有一剂中用至一斤者，共服生石膏近百斤，其病始愈。以观其《温病条辨》中，所定白虎汤之分量生石膏止用一两，犹煎汤三杯分三次温饮下者，岂不天壤悬殊哉？盖吴氏先著《温病条辨》，后著《吴氏医案》，当其著《温病条辨》时，因未知石膏之性，故其用白虎汤慎重若此；至其著《吴氏医案》时，是已知石膏之性也，故其能放胆重用石膏若此，学问与年俱进，故不失其为名医也。

人之所以重视白虎汤而不敢轻用者，实皆未明石膏之性也。夫自古论药之书，当以《神农本草经》为称首，其次则为《名医别录》。《本经》创于开天辟地之圣神，洵堪为论药性之正宗，至《别录》则成于前五

[1] 吴鞠通《温病条辨·上焦篇》之"辛凉平剂银翘散方"与"辛凉轻剂桑菊饮方"后的第7条说："太阴温病，脉浮洪，舌黄，渴甚，大汗，面赤，恶热者，辛凉重剂白虎汤主之。"此后（第9条）即立白虎汤不可与之"四禁"，以警世人。张锡纯极辨其非，有失公允。一般而言，"渴"与"汗出"确为白虎汤证之典型证候，热盛伤及气阴"大烦渴不解"（26）者，自当加人参。《伤寒论》第170条曰："伤寒脉浮，发热无汗，其表不解，不可与白虎汤；渴欲饮水，无表证者，白虎加人参汤主之。"此文可见，吴鞠通学宗仲圣，是言其常；张锡纯批评，乃论其变。学者应知其常而达其变也。

[2] 查"治赵姓中焦留饮，上泛作喘"一案，载于《吴鞠通医案》卷三之"痰饮"治例。此例治疗历经近1年（自乙酉年正月三十日至十二月十六日），前后复诊百余次，更方上百个，始终多以石膏为主药，最少用六钱，最多达一斤，一般为数两，但疗效不佳，病情多变，终未治愈！张锡纯说"其病始愈"，与原案不符。

代之陶弘景，乃取自汉以后及五代以前名医论药之处而集为成书，以为《神农本草经》之辅翼弘景曾以朱书《本经》，墨书《别录》为一书。今即《本经》及《别录》之文而细为研究之。

《本经》石膏原文：**气味辛，微寒，无毒，主治中风寒热，心下逆气，惊喘，口干，舌焦，不能息，腹中坚痛，除邪鬼，产乳，金疮。**

按：后世本草，未有不以石膏为大寒者，独《本经》以为微寒，可为万古定论。为其微寒，是以白虎汤中用至一斤，至《吴氏医案》治痰饮上泛作喘，服石膏近百斤而脾胃不伤也。其言主中风者，夫中风必用发表之药，石膏既主之则性善发表可知。至其主寒热，惊喘，口干舌焦，无事诠解。至其能治心下逆气，腹中坚痛，人或疑之，而临证细心品验，自可见诸事实也。曾治一人，患春温，阳明府热已实，心下胀满异常，投以生石膏二两，竹茹碎末五钱，煎服后，顿觉药有推荡之力，胀满与温病皆愈。又尝治一人，少腹肿疼甚剧，屡经医治无效，诊其脉沉洪有力，投以生石膏三两，旱三七二钱研细，冲服，生蒲黄三钱，煎服两剂全愈。此证即西人所谓盲肠炎也[1]，西人恒视之为危险难治之病，而放胆重用生石膏即可随手奏效。至谓其除邪鬼者，谓能治寒温实热证之妄言妄见也。治产乳者，此乳字当作生字解注疏家多以乳字作乳汁解者，非是，谓妇人当生产之后，偶患寒温实热，亦不妨用石膏，即《金匮》谓"妇人乳，中虚，烦乱呕逆，安中益气，竹皮大丸主之"者是也竹皮大丸中有石膏。治金疮者，人若为刀斧所伤，掺以生石膏细末，立能止血，且能消肿愈疼也。

《名医别录》石膏原文：**石膏除时气，头疼身热，三焦大热，肠胃中结气，解肌发汗，止消渴，烦逆，腹胀，暴气，咽痛，亦可作浴汤。**

按：解肌者，其力能达表，使肌肤松畅，而内蕴之热息息自毛孔透出也。其解肌兼能发汗者，言解肌之

[1] 盲肠炎，即阑尾炎，中医称之为"肠痈"。该方有如此卓效，有待验证。其疗效之功，盖石膏清透肠热，三七"化腐生新"（第四期第三卷《三七解》与第四期第一卷《石膏解》中"温卿夫人……少腹切痛"案皆说"送服三七细末二钱，以化腐生新"），蒲黄"活血化瘀"（第四期第四卷《蒲黄解》）。三药合用之力治该病之疗效，可信也。

后，其内蕴之热又可化汗而出也。特是，后世之论石膏者，对于《本经》之微寒既皆改为大寒，而对于《别录》之解肌发汗，则尤不相信。即如近世所出之本草，若邹润安之《本经疏证》、周伯度[1]之《本草思辨录》，均可为卓卓名著，而对于《别录》谓石膏能解肌发汗亦有微词。今试取两家之论说以参考之。

邹润安曰：石膏体质最重，光明润泽，乃随击即解，纷纷星散，而丝丝纵列，无一缕横陈，故其性主解横溢之热邪[2]，此正石膏解肌之所以然。至其气味辛甘，亦兼具解肌之长，质重而大寒，则不足于发汗，乃《别录》于杏仁曰解肌、于大戟曰发汗，石膏则以解肌发汗连称，岂以仲圣尝用于发汗耶？不知石膏治伤寒阳明病之自汗，不治太阳病之无汗，若太阳表实而兼阳明热郁，则以麻黄发汗，石膏泄热，无舍麻黄而专用石膏者。白虎汤治无表证之自汗，且戒人以无汗勿与，即后世发表经验之方，亦从无用石膏者，所谓发表不远热也。然则解肌非欤？夫白虎证至表里俱热，虽尚未入血分成府实，而阳明气分之热已势成连横，非得辛甘寒解肌之石膏，由里达表以散其连横之势，热焉得除，而汗焉得止[3]？是则石膏解肌所以止汗，非所以出汗。他如竹叶石膏汤、白虎加桂枝汤，非不用于无汗，而其证则非发表之证，学者勿过泥《别录》可耳。

无汗禁用白虎之言，《伤寒论》未见[4]，欲自是其说，而设为古人之言亦自作征据，其误古人也甚矣。至讲解肌为止汗，则尤支离，不可为训。

周伯度曰：王海藏[5]谓石膏发汗，朱丹溪[6]谓石膏出汗，皆以空文附和，未能实申其义。窃思方书石膏主治，如时气肌肉壮热、烦渴喘逆、中风眩晕、阳毒发斑等证，无一可以发汗而愈者，病之倚重石膏莫如热疫。余师愚清瘟败毒散一剂用至六两、八两，而其所著《疫证一得》，则谆谆以发表致戒。顾松园以白虎汤治汪缵功阳明热证，每剂石膏用至三两，两服热顿减而遍身冷汗、肢冷发呃，群医哗然，阻勿再

[1] 周伯度：周岩，字伯度，清代医家，著《本草思辨录》等。

[2] 所录邹润安原文，自"石膏体质最重"至"主解横溢之热邪"。此后非邹润安之言，乃张锡纯之论也。特说明之，读者当辨。

[3] 此解深得白虎汤治白虎证之要领。

[4] 《伤寒论》第170条曰："伤寒脉浮，发热无汗，其表不解，不可与白虎汤……"

[5] 王海藏：王好古，字进之，号海藏，元代医家，著《汤液本草》《医垒元戎》《此事难知》《伤寒辨惑论》等。

[6] 朱丹溪：朱震亨，字彦修，又称丹溪，元代医家，金元四大家之一，著《格致余论》《丹溪心法》《局方发挥》《本草衍义补遗》等。

进。顾引仲圣热深厥深，及喻氏阳证忽变阴厥，万中无一之说与辩，勿听。迨投参附回阳之剂，而汗益多、体益冷，复求顾诊。顾仍以前法用石膏三两，而二服后即汗止身温，此尤可为石膏解肌不发汗之明证，要之顾有定识定力，全在审证之的，而仲圣与喻氏有功后世，亦可见矣。

按：周氏之见解，与邹氏大致相同。所可异者，自不知石膏能发汗，而转笑王海藏谓石膏发汗、朱丹溪谓石膏出汗者，皆以空文附和，未能实申其义，此何异以己之昏昏訾人之昭昭也哉！至顾松园治汪缵功之热深厥深、周身冷汗，重用生石膏三两，两服病愈，以为石膏非能发汗之明证，而不知石膏能清热即能回厥，迨厥回之后，其周身之冷汗必先变为温和之汗，其内蕴之热，藉石膏发表之力，皆息息自皮毛达出，内热随汗出尽，则汗自止而病自愈也。若认为将石膏服下，其冷汗即立止而病亦遂愈，此诚不在情理中矣。夫邹氏之《本经疏证》及周氏之《本草思辨录》，其讲解他药莫不精细入微，迥异于后世诸家本草，而独于石膏之性未能明了甚矣，石膏之令人难知也。

愚浮沉医界者五十余年，尝精细体验白虎汤之用法，若阳明之实热，一半在经，一半在府，或其热虽入府而犹连于经，服白虎汤后，大抵皆能出汗，斯乃石膏之凉与阳明之热化合而为汗以达于表也。若犹虑其或不出汗，则少加连翘、蝉蜕诸药以为之引导[1]，服后复杯之顷，其汗即出，且汗出后其病即愈，而不复有外感之热存留矣。若其阳明之热已尽入府，服白虎汤后，大抵出汗者少，不出汗者多，其出汗者热可由汗而解，其不出汗者其热亦可内消。盖石膏质重气轻，其质重也可以逐热下行，其气轻也可以逐热上出，俾胃府之气化升降皆湛然清肃，外感之热自无存留之地矣[2]。

石膏之发汗，原发身有实热之汗，非能发新受之风寒也。曾治一人，年近三旬，于春初得温病，医者以温药发其汗，汗出而病益加剧，诊其脉洪滑而浮，投以大

[1] 白虎汤之主药石膏性寒清热，味辛透邪。若加入清透之药，可增强疗效。

[2] 精辟论述了石膏功用。

剂白虎汤，为加连翘、蝉蜕各钱半，服后遍体得凉汗而愈。然愈后泄泻数次[1]，后过旬日又重受外感，其脉与前次相符，乃因前次服白虎汤后作泄泻，遂改用天花粉、玄参各八钱，薄荷叶、甘草各二钱，连翘三钱，服后亦汗出遍体，而其病分毫不减，因此次所出之汗乃热汗非凉汗也。不得已遂仍用前方，为防其泄泻，以生怀山药八钱代方中粳米，服后仍遍体出凉汗而愈。由此案观之，则石膏之妙用，有真令人不可思议者矣。

[1] 白虎汤总为寒凉之方，大剂用之，伤及脾阳，可致泄泻。

重用石膏以发汗，非仅愚一人之实验也。邑中友人刘聘卿，肺热劳喘，热令尤甚，时当季夏，病犯甚剧，因尝见愚重用生石膏治病，自用生石膏四两，煎汤一大碗顿饮下，周身得凉汗，劳喘骤见轻，隔一日又将石膏如前煎饮，病又见轻，如此隔日一饮石膏汤，饮后必然出汗，其病亦随之降序，饮过六次，而百药难愈之痼疾竟霍然矣。后刘聘卿与愚相遇，因问石膏如此凉药，何以能令人发汗？愚曰：石膏性善发汗，《别录》载有明文，脏腑蕴有实热之人，服之恒易作汗也。此证因有伏气化热，久留肺中不去，以致肺受其伤，屡次饮石膏汤以逐之，则久留之热不能留，遂尽随汗出而消解无余矣。

用石膏以治肺病及劳热，古人早有经验之方，因后世未知石膏之性，即见古人之方亦不敢信，是以后世无用者。其方曾载于王焘《外台秘要》，今特详录于下，以备医界之采取。

《外台秘要》原文：治骨蒸劳热久嗽，用石膏纹如针者一斤，粉甘草一两，研细如面，日以水调三四服，言其无毒有大益，乃养命上药，不可忽其贱而疑其寒。《名医别录》言陆州杨士丞女[2]，病骨蒸，内热外寒，众医不能瘥，处州吴医用此方而体遂凉。

[2] 《名医别录》无案例。

按： 书中所载杨氏女亦伏气化热病。凡伏气化热之病，原当治以白虎汤，脉有数象者，白虎加人参汤，医者不知如此治法，是以久不瘥。吴医治以石膏、甘草粉，实为白虎汤之变通用法。乃有其证非如此变通用之而不能愈者必服石膏而始能愈，此愚治伏气化热临证之实验，爰录一案于下，以明用古方者原宜因证变通也。

一人年近四旬，身形素强壮，时当暮春，忽觉心中发热，初未介意，后渐至大小便皆不利，屡次延医服药，病转加剧，腹中胀满，发热益甚，小便犹滴沥可通，而大便则旬余未通矣，且又觉其热上逆，无论所服何药，下咽即吐出，因此医皆束手无策。后延愚为诊视，其脉弦长有力，重按甚实，左右皆然，视其舌苔厚而已黄，且多芒刺，知为伏气化热，因谓病者曰，欲此病愈非治以大剂白虎汤不可。病者谓我未受外感何为服白虎汤？答曰：此伏气化热证也[1]，盖因冬日或春初感受微寒，未能即病，所受之寒伏藏于三焦脂膜之中，阻塞升降之气化，久而生热，至春令已深，而其所伏之气更随春阳而化热，于斯二热相并，而脏腑即不胜其灼热矣，此原与外感深入阳明者治法相同，是以宜治以白虎汤也。病者闻愚言而颔之，遂为开白虎汤方，方中生石膏用三两，为其呕吐为加生赭石细末一两，为其小便不利为加滑石六钱，至大便旬余不通，而不加通大便之药者，因赭石与石膏并用，最善通热结之大便也[2]。俾煎汤一大碗，徐徐温饮下，服后将药吐出一半，小便稍通，大便未通下。翌日即原方将石膏改用五两，赭石改用两半，且仿白虎加人参汤之义，又加野台参三钱，复煎汤徐徐温饮下，仍吐药一半，大便仍未通下。于是变汤为散，用生石膏细末一两，赭石细末四钱和匀，为一日之量，鲜白茅根四两，煎汤分三次将药末送服，服后分毫未吐，下燥粪数枚，小便则甚畅利矣。翌日更仿白虎加人参汤之义，又改用野党参五钱，煎汤送服从前药末，又下燥粪数枚，后或每日如此服药，歇息一日不服药，约计共服生石膏细末斤许，下燥粪近百枚，病始霍然全愈。其人愈后，饮食增加，脾胃分毫无伤，则石膏之功用及石膏之良善可知矣。愚用石膏治大便之因热

《医学衷中参西录》临证助读系列   伤寒论分册

62

[1]"伏气化热证"，伏气温病之类也。对此进一步解析，见后文白虎加人参汤旁注。

[2]世间万物，有一利则有一弊，石膏亦如此。前案"以大剂白虎汤……愈后泄泻"，此案以石膏"通热结之大便"。良医处方用药治病者，兴其利，防其弊也。

燥结者实多次矣，或单用石膏细末，或少佐以赭石细末，莫不随手奏效，为此次所用石膏末最多，故特志之。

按语：《医学衷中参西录》第四期第一至第四卷之中药讲义部分，共讲解79味，首味药即"石膏解"。先论其功效，指出石膏"凉而能散，有透表解肌之力。外感有实热者，放胆用之，直胜金丹"。后附案约40例。结语说："愚临证四十余年，重用生石膏治愈之证当以数千计。"可知其用石膏经验之丰富，其用法用量足资借鉴。

续申白虎加人参汤之功用

白虎汤之外，又有白虎加人参汤，以辅白虎汤之所不逮。其方五见于《伤寒论》，今试约略录其数节以为研究之资料。

《伤寒论》原文：**服桂枝汤，大汗出后，大烦渴不解，脉洪大者，白虎加人参汤主之。**（26）

【**白虎加人参汤方**】 知母六两 石膏一斤，碎，绵裹 甘草二两，炙 粳米六合 人参三两 上五味，以水一斗，煮米熟汤成，去滓，温服一升，日三服。

服桂枝汤原取微似有汗，若汗出如水流漓，病必不解，此谓服桂枝汤而致大汗出，是汗出如水流漓也。因汗出过多，大伤津液，是以大烦大渴，脉洪大异常，以白虎汤解其热，加人参以复其津液而病可愈矣[1]。

《伤寒论》原文：**伤寒若吐若下后，七八日不解，热结在里，表里俱热，时时恶风，大渴，舌上干燥而烦，欲饮水数升者，白虎加人参汤主之。**（168）

所谓若吐、若下者，实因治失其宜，误吐、误下，是以吐下后而病不愈也。且误吐则伤其津液，误下则伤其气分，津液伤损可令人作渴，气分伤损，不能助津液上潮更可作渴，是以欲饮水数升也。白虎汤中加人参，不但能生津液，且能补助气分以助津液上潮，是以能立建奇功也。

[1] 细思之，若本为桂枝汤证，服桂枝汤后，汗出多，"如水流漓，病必不除"，但一般不会演变成白虎加人参汤证。想必本来是温热病，前文所谓"伏气化热证"，误认为桂枝汤证，"桂枝下咽，阳盛则毙"（《伤寒论·伤寒例》），故表现"大汗出后，大烦渴不解，脉洪大"等误治证候，"白虎加人参汤主之"为救误之法。

《伤寒论》原文：**伤寒脉浮，发热无汗，其表不解者，不可与白虎汤；渴欲饮水，无表证者，白虎加人参汤主之。**（170）

凡服白虎汤之脉，皆当有滑象脉，滑者中有热也。此节之脉象但浮，虽曰发热，不过其热在表，其不可与以白虎汤之实际，实在于此。乃因节中有无汗及表不解之文，而后世之治伤寒者，或谓汗不出者，不可用白虎汤，或谓表不解者，不可用白虎汤，至引此节之文以为征据，而不能连上数句汇通读之，以重误古人。独不思太阳篇中白虎汤证，其脉浮滑，浮非连于表乎？又不思白虎汤证三见于《伤寒论》，惟阳明篇白虎汤证，明言汗出，而太阳篇与厥阴篇之所载者，皆未言有汗乎[1]？至于其人欲饮水数升，且无寒束之表证，是其外感之热皆入于里，灼耗津液，令人大渴，是亦宜急救以白虎加人参汤而无可迟疑也。

按： 白虎加人参汤所主之证，或渴，或烦，或舌干，固由内陷之热邪所伤，实亦由其人真阴亏损也。人参，补气之药，非滋阴之药，而加于白虎汤中，实能于邪火炽盛之时立复真阴，此中盖有化合之妙也。曾治一人，患伤寒热入阳明之府，脉象有力而兼硬，时作谵语，按此等脉原宜投以白虎加人参汤，而愚时当少年，医学未能深造，竟与以大剂白虎汤，俾分数次温饮下，翌日视之热已见退，而脉搏转数，谵语更甚。乃恍然悟会，改投以白虎加人参汤煎一大剂，分三次徐徐温饮下，尽剂而愈。盖白虎汤证其脉宜见滑象，脉有硬象即非滑矣，此中原有阴亏之象，是以宜治以白虎加人参汤，而不可但治以白虎汤也。自治愈此案之后，凡遇其人脉数或弦硬，或年过五旬，或在劳心劳力之余，或其人身形素羸弱，即非在汗吐下后，渴而心烦者，当用白虎汤时，皆宜加人参，此立脚于不败之地，战则必胜之师也。

同邑友人李日纶，曾治一阳明府实证，其脉虽有力而数逾六至。李日纶先投以白虎汤不效，继因其脉数加

[1] 仲圣原文，有详此略彼法，应融会贯通之，才能领悟其真谛。张锡纯此论意在说明，应用白虎汤只要具备阳明气分热盛的基本病机，便不必拘泥于有无汗出，诚如应用小柴胡汤，"但见一证便是，不必悉具"。

玄参、沙参以滋其阴分仍不效，询方于愚。答曰：此白虎加人参汤证也。李曰纶谓：此证非在汗吐下后，且又不渴不烦，何为用白虎加人参汤？愚曰：用古人之方，当即古人立方之意而推展变通之，凡白虎汤所主之证，其渴与烦者，多因阴分虚损，而脉象数者独非阴分虚损乎？李曰纶闻愚言而心中会悟，改投以白虎加人参汤一剂而愈。

推广白虎加人参汤之用法，不必其人身体虚弱或有所伤损也。忆愚年三旬时，曾病伏气化热[1]，五心烦热，头目昏沉，舌苔白厚欲黄，且多芒刺，大便干燥，每日用生石膏数两煮水饮之，连饮数日，热象不退，因思或药轻不能胜病，乃于头午用生石膏五两煮水饮下，过午又用生石膏五两煮水饮下，一日之间共服生石膏十两，而心中分毫不觉凉，大便亦未通下。踌躇再四，精思其理，恍悟此必伏气之所入甚深，原当补助正气，俾吾身之正气壮旺，自能逐邪外出也。于斯欲仿白虎加人参汤之义，因无确实把握，犹不敢遽用大剂，就已所预存之药，用生石膏二两，野台参二钱，甘草钱半，适有所轧生怀山药粗渣又加少许，煎汤两盅，分三次温饮下，饮完晚间即觉清爽，一夜安睡，至黎明时少腹微疼，连泻三次，自觉伏气之热全消，再自视舌苔，已退去一半，而芒刺全无矣。夫以常理揆之，加人参于白虎汤中，必谓能减石膏之凉力，而此次之实验乃知人参反能助石膏之凉力，其理果安在乎？盖石膏煎汤，其凉散之力皆息息由毛孔透达于外，若与人参并用，则其凉散之力，与人参补益之力互相化合，能旋转于脏腑之间，以搜剔深入之外邪使之净尽无遗，此所以白虎加人参汤，清热之力远胜于白虎汤也。

愚生平治寒温实热，用白虎加人参汤时，恒多于用白虎汤时，而又恒因证制宜，即原方少有通变[2]，凡遇脉过六至者，恒用生怀山药一两以代方中粳米，盖以山药含蛋白质甚多，大能滋阴补肾，而其浓郁之汁浆又能

[1]张锡纯"病伏气化热"自治之经过，与"仿白虎加人参汤"用人参之经验，细心品味，可以领悟经方加减变化之妙！

[2]张锡纯用白虎汤因证制宜，通变之法，良医之所为也。其以山药代粳米，以杭芍代知母，以及产后病用玄参代知母等，皆可师可法之宝贵经验。

代粳米调胃也。若遇阳明之热既实，而其人又兼下痢者，恒用生杭芍一两以代方中知母，因芍药善清肝热以除痢疾之里急后重，而其凉润滋阴之性又近于知母也。若妇人产后患寒温实热者，亦以山药代粳米，又必以玄参八钱，以代方中知母，因山药既可补产后之肾虚，而玄参主产乳余疾，《本经》原有明文也《本经》中石膏、玄参皆主产乳，知母未言治产乳，不敢师心自用、轻以苦寒之药施于产后也。且玄参原非苦寒之品，实验之原甘而微苦《本经》谓其味苦者，当系后世传写之误，是以虽在产后可放胆用之无碍也。

　　有外感之实热日久不退，致其人气血两亏，危险迫于目前，急救以白虎加人参汤，其病只愈一半，必继服他种补益之药始能全愈者[1]，今试详述一案以征明之。

　　一幼女，年九岁，于季春上旬感受温病，医者以热药发之，服后分毫无汗，转觉表里大热，盖已成白虎汤证也。医者不知按方施治，迁延二十余日，身体羸，危险之朕兆歧出，其目睛上窜，几至不见，筋惕肉瞤，周身颤动，时作嗳声，间有喘时，精神昏愦，毫无知觉，其肌肤甚热，启其齿见舌缩而干，苔薄微黄，其脉数逾六至，左部弦细而浮，不任重按，右部亦弦细而重诊似有力，大便旬日未行，此久经外感之热灼耗，致气血两虚，肝风内动，真阴失守，元气将脱之候也。宜急治以白虎加人参汤，再辅以滋阴固气之品，庶可救愈，特虑病状若此，汤药不能下咽耳。其家人谓偶与以勺水或米汤犹知下咽，想灌以药亦如下咽也，于斯遂为疏方。

　　【处方】　生石膏细末，二两　野台参三钱　生怀山药六钱　生怀地黄一两　生净萸肉一两　甘草二钱　共煎汤两大盅，分三次温饮下。

　　按：此方即白虎加人参汤以生地黄代知母，生山药代粳米，而又加山萸肉也。此方若不加萸肉，为愚常用之方，以治寒温证当用白虎加人参汤而体弱阴亏者。今

[1] 白虎汤泻热，加人参补虚，此仲圣辨证处方、随证加味之活法。张锡纯临证活学活用圣人之泻法，随证加入"他种补益之药"，此深得经方大法"观其脉证，知犯何逆，随证治之"（16）之真谛。学者读此等案例，不必拘其方，须师其法，始能与先圣后贤心灵沟通。

重加山萸肉一两者，诚以人当元气不固之时，恒因肝脏之疏泄而上脱，此证目睛之上窜，乃显露之朕兆当属于肝，重用萸肉以收敛肝脏之疏泄，元气即可不脱。且喻嘉言谓上脱之证，若但知重用人参，转令人气高不返。重用萸肉为之辅弼，自无斯弊，可稳重建功[1]。将药三次服完，目睛即不上窜，身体安稳，嗳声已止，气息已匀，精神较前明了，而仍不能言，大便犹未通下，肌肤犹热，脉数已减，不若从前之浮弦，右部重诊仍似有力，遂即原方略为加减，俾再服之。

[1] 张锡纯用山萸肉之经验，诚为可贵。

【第二方】 生石膏细末，两半　野台参三钱　生怀地黄一两　生净萸肉六钱　天冬六钱　甘草二钱　煎汤两盅，分两次温饮下，每饮一次，调入生鸡子黄一枚。

按： 目睛已不上窜而犹用萸肉者，诚以此证先有嗳气之病，是其气难于上达也。凡气之难于上达者，须防其大便通后，气或下脱，故用萸肉以预防之。至于鸡子黄，化学家谓其含有副肾髓质，即善滋真阴，生用之又善润大便，是以加之。此药日服一剂，服两日热已全退，精神之明了似将撤消，而仍不能言，大便仍未通下，间有努力欲便之状。诊其脉热象已静且微弱[2]，拟用灌肠法通其大便。先用野台参三钱，萸肉、天冬各四钱，煎汤服下。然后用灌肠法以通其大便，安然通下。仍不能言，细诊其脉微弱益甚，右部关前之脉几至不见。乃恍悟其所以不能言者，胸中大气下陷也，升补其胸中大气，使之上达于舌本必能言矣。

[2] 对于虚性便秘，若以张景岳济川煎加生白术60g（从第174条所述"……若其人大便硬，小便自利者，去桂加白术汤主之"领悟），常能取得通便治本之功。

【第三方】 生箭芪三钱　野台参三钱　生怀山药一两　大甘枸杞一两　北沙参一两　天冬六钱　寸冬带心，六钱　升麻一钱　桔梗钱半　共煎汤一盅半，分两次温服下。此方连服两剂，遂能言语，因方中重用滋阴之药以培养其精神，而精神亦复常矣。

按语： 于前第五期第五卷有《论白虎汤及白虎加人参汤之用法》。前后相校，其内容重见于以上"两文"之中。如此一人之作前后重复，虽在所难免，但应详略得当。若重复太多，令人不快，影响读者心情。

张锡纯编写本书非一气呵成，其时间跨度较长，无意中前后重复较多，而编集者将其合为一书，则应合理解决这个问题。

白虎加人参汤之人参，为中药扶正之代表药，用之得当，确能"在病危重时……挽回生命"（第四期第一卷《人参解》）；用之不当，"人参误用致害，皆毒药之类也"（徐灵胎）。

阳明病三承气汤证

白虎汤及白虎加人参汤两方，皆治足阳明有实热者也。至热入手阳明之府，致大便因热燥结，其燥结愈甚者，蕴蓄之热必愈深，此非开其燥结，其热固不能消也。若斯则攻下之剂，若承气汤诸方，在所必需矣。

《伤寒论》原文：**阳明病，脉迟，虽汗出，不恶寒者，其身必重，短气，腹满而喘，有潮热者，此外欲解，可攻里也。手足濈然而汗出者，此大便已硬也，大承气汤主之。若汗多，微发热恶寒者，外未解也，其热不潮，未可与承气汤。若腹大满不通者，可与小承气汤微和胃气，勿令大泄下。（208）**

王和安曰：《脉诀》迟为在脏，以邪正相搏于太阴油膜中，气不上动搏脉，故脉动濡滞也。仲景论迟有正言者，本篇十七节所言之脉迟是也；有反言者，如太阳篇一百四十五节所言之脉迟身凉，为热结血室，及此节所言之脉迟潮热，为热结油膜是也。大抵迟为在脏，而脏寒、脏热仍以脉力之虚实定之，不得以至数分寒热也[1]。伤寒言身重，多因热灼津液，脉痿不运；杂证身重，多以阳虚气不布津而身体倦困，或郁气凝水，重尤甚于腰际四肢，身重之原因固随证各异也。短气因虚寒者，必气短而息微，或渐有痰饮；短气因热促者，必气短而息粗，甚则兼喘。潮热为内有结热，卫气循行，日以定时触发。杂证结热多在血分，伤寒结热多在油分，故仲景以潮热为用硝黄

[1] "阳明病，脉迟"者为何？想必劳力体壮之人患阳明病，本方证脉迟绝非寒象，必脉迟而有力。迟脉与缓脉相类，皆心率较缓之脉。

之的证，至腹大满只可治以小承气也。仲景凡言满，皆指热结脉中，此兼不通则热结于脉而气因滞于油膜也。小承气君大黄入血治热源，佐朴、枳多泻脉血滞气，少泻膜中滞气，而不用硝、草引药入油，可因方治而知结热之先后矣。至潮热为油膜热结，仍可主以小承气，至手足濈然汗出，则为大便已硬，乃可投以大承气[1]，又可因方治而知结热之所抵止矣。

按：此段疏解颇精细，惟于脉迟之理仍发挥未尽，若参观前节大陷胸汤后，愚曾论大陷胸汤兼及大承气汤证脉之所以迟，并详言其脉迟形状，与他病脉迟迥然不同，自能于提纲中之言脉迟，了然无疑义也。

【大承气汤方】 大黄四两，酒洗　厚朴半斤，炙，去皮　枳实五枚，炙　芒硝三合　上四味，以水一斗，先煮二物，取五升，去滓，纳大黄，煮取二升，去滓，纳芒硝，更上微火一两沸，分温再服，得下，余勿服[2]。

大承气汤方，所以通肠中因热之燥结也。故以大黄之性善攻下，且善泻热者为主药。然药力之行必恃脏腑之气化以斡旋之，故佐以朴、实以流通肠中郁塞之气化，则大黄之攻下自易为力矣。用芒硝者，取其性寒味咸，善清热又善软坚，且兼有攻下之力，则坚结之燥粪不难化为溏粪而通下矣。方中之用意如此，药味无多，实能面面精到，而愚对于此方不无可疑之点，则在其药味分量之轻重也。

《本经》谓大黄能推陈致新，是以有黄良之名，在阳明蕴有实热大便燥结者，原宜多用。至厚朴不过为大黄之辅佐品，竟重用至半斤，较大黄之分量为加倍，若按一两为今之三钱折算，复分两次服之，则一次所服之药，当有厚朴一两二钱。夫厚朴气温味辛，若多用之，能损人真气，为人所共知，而其性又能横行达表，发出人之热汗。忆愚少时，曾治一阳明实热大便燥结证，方中用大黄三钱，服后大便未通下，改延他医，方中重用厚朴一两，服后片时出热汗遍体，似喘非喘，气弱不足以息，未逾半日而亡矣。此诚可为前车之鉴也。是以愚

[1] 大承气汤与小承气汤区别应用之要点：大热大实者，大承气汤主之；小热小实者，小承气汤主之。若阳明腑实重证用小承气，则邪气不服；轻证用大承气，则正气受伤。

[2] 关于大承气汤先煎枳、朴，后纳大黄，最后纳芒硝之道理，柯琴作了如下解释："以药之为性，生者气锐而先行，熟者气钝而和缓，仲景欲使芒硝先化燥屎，大黄继通地道，而后枳、朴除其痞满……"（《伤寒附翼》）实验结果表明，大承气汤中4味药的经典煎法比其他煎法，更为科学合理，疗效最好。

[1] 张锡纯对大承气汤重用厚朴至半斤之疑点与下文小承气汤方"大、小承气汤用法之分别"的论述，有必要结合原文探讨如下：一者，原文"发汗后腹胀满者，厚朴生姜半夏甘草人参汤主之"（66）之厚朴；"痛而闭者，厚朴三物汤主之"之厚朴，皆用半斤八两，岂是皆传写差误乎？二者，治例"重用厚朴一两，服后……而亡"者，原因恐非重用厚朴之过，否则，医者谁还敢重用厚朴？三者，大小承气汤区别之一，即大承气汤厚朴倍大黄，是气药为君，味多性猛，制大其服，欲令大泄下也；小承气汤大黄倍厚朴，是气药为臣，味少性缓，制小其服，欲微和胃气也。

谓此方之分量必有差误[1]。愚疑此方厚朴之分量，当亦如小承气汤为大黄分量之半，其原本或为厚朴之分量半大黄，大抵由此半字而误为半斤也。再者，本节原文以"阳明病脉迟"五字开端，所谓脉迟者，言其脉象虽热而至数不加数也非谓其迟于平脉。此乃病者身体素壮，阴分尤充足之脉。病候至用大承气汤时，果能有如此脉象，投以大承气汤原方，亦可随手奏效。而今之大承气汤证如此脉象者，实不多见也。此乃半关天时，半关人事，实为古今不同之点。即厚朴之分量原本如是，医者亦当随时制宜为之通变化裁，方可为善师仲景之人。非然者，其脉或不迟而数，但用硝、黄降之，犹恐降后不解，因阴虚不能胜其燥热也，况更重用厚朴以益其燥热乎？又或其脉纵不数，而热实脉虚，但用硝、黄降之，犹恐降后下脱，因其气分原亏，不堪硝、黄之推荡也，况敢重用厚朴同枳实以破其气乎？昔叶香岩用药催生，曾加梧桐叶一片作引，有效之者，转为香岩所笑。或问其故，香岩谓："余用梧桐叶一片时，其日为立秋，取梧桐一叶落也。非其时，将用梧桐叶何为？"由斯知名医之治病，莫不因时制宜，原非胶柱鼓瑟也。是以愚用承气汤时，大黄、芒硝恒皆用至七八钱，厚朴、枳实不过用二钱。或仿调胃承气汤之义，皆减去不用，外加生赭石细末五六钱，其攻下之力不减大承气原方，而较诸原方用之实为稳妥也。至其脉象数者，及脉象虽热而重按无力者，又恒先投以大剂白虎加人参汤，煎汤一大碗，分数次温饮下，以化胃中燥热，而由胃及肠即可润其燥结，往往有服未终剂，大便即通下者。且下后又无虞其不解，更无虑其下脱也。其间有大便未即通下者，可用玄明粉三钱，或西药留苦四钱，调以蜂蜜，开水冲服。或外治用猪胆汁导法，或用食盐若用熬火硝所出之盐更佳融水灌肠，皆可通下。至通下之后，亦无不愈者。

【小承气汤方】 大黄四两，酒洗　厚朴二两，炙，去

皮 枳实三枚大者，炙 上三味，以水四升，煮取一升二合，去滓，分温二服。初服汤当更衣，不尔者尽饮之。若更衣者，勿服之。

大承气汤所主之病，大肠中有燥粪，是以用芒硝软坚以化其燥粪。小承气汤所主之病为腹大满不通，是其病在于小肠而上连于胃，是以但用大黄、朴、实以开通其小肠，小肠开通下行，大便不必通下，即通下亦不至多，而胃中之食可下输于小肠，是以胃气得和也。此大、小承气汤用法之分别也。而二承气汤之外，又有调胃承气汤，更可连类论及之。

《伤寒论》原文：**阳明病，不吐不下，心烦者，可与调胃承气汤。**（207）

成无己曰：吐后心烦谓之内烦，下后心烦谓之虚烦，今阳明病不吐不下心烦，是胃有郁热也，故与调胃承气汤以下郁热。

喻嘉言曰：津液既不由吐下而伤，则心烦明系胃中热炽，故可与调胃承气汤。

王和安曰：从胃缓调使和而止，殆非下比也，谓其可与，盖犹有不可与者在，当精审而慎用之。

【调胃承气汤方】 大黄四两，去皮，清酒浸 甘草二两，炙 芒硝半升 上二味，㕮咀，以水三升，煮取一升，去滓，纳芒硝，再上火微煮令沸，少少温服之。

大黄虽为攻下之品，原善清血分之热，心中发烦实为血分有热也。大黄浸以清酒，可引其苦寒之性上行，以清心之热而烦可除矣。证无大便燥结而仍用芒硝者，《内经》谓，热淫于内，治以咸寒。芒硝味咸性寒，实为心家对宫之药心属火，咸属水，故为心家对宫之药，其善清心热，原有专长，故无大便燥结证而亦加之也。用甘草者，所以缓药力之下行，且又善调胃也。不用朴、实者，因无大便燥结及腹满之证也。

承气汤虽有三方，而小承气及调胃承气，实自大承气变化而出。《伤寒论》所载三承气主治之证不胜录，然果洞悉三方之各有用意，及三方药力轻重各有区别，

[1] 大、小、调胃三承气汤主治，皆阳明腑实证，因其病情有轻重缓急之分，故处方有三承气之制。张锡纯说三方所主之病"有上中下之分"，较为费解。

[2] 对"阳明病脉迟"之理解见前述。脉数为热证主脉，白虎汤为主方；脉实为里实证主脉，宜通下之承气汤。

[3] 张锡纯认为白虎加人参汤加减之方有"凉润下达之力"，故既能清热，又有通便之功。生地黄清热凉血，滋阴润肠，二者之功兼备。

且所主之病虽有上中下之分[1]，而究之治上可及于中，治中可及于下，分治之中仍有连带关系，自能凡遇宜用承气汤证，斟酌其宜轻宜重，分别施治而无差谬矣。

至于愚用承气汤之经过，又恒变化多端，不拘于三承气汤中之药味也。今试举数案以征明之。

大承气汤所主之证，原宜脉迟，其有脉不迟而洪实有力者，亦不妨用[2]。惟其脉不迟而转数，若因大便燥结，而遽投以大承气汤，其脉之无力者，恒因大便通后而虚脱；其脉之有力者，下后纵不至虚脱，其病亦必不能愈，所谓降后不解也。凡遇此等脉，必设法将其脉数治愈，然后再通其大便。

曾治一叟，年近六旬，因外感之热过甚，致大便旬日未通，其脉数逾六至，心中烦热，延医数人，皆不敢用降下之剂。然除降下外，又别无治法。愚诊其脉象虽数，重按甚实，遂先投以大剂白虎加人参汤，每剂分三次温服下，连服两剂，壮热全消，脉已不数，大便犹未通下，继用净芒硝细末三钱，蜂蜜一两，开水冲服，大便通下，病遂愈。

曾治一少年，因外感实热，致大便燥结，旬余未下，其脉亦数逾六至，且不任重按，亦投以白虎加人参汤，以生地黄代方中知母，生山药代方中粳米[3]，煎汤一大碗，俾分多次徐徐温饮下。初服一剂，脉数见缓，遂即原方略为减轻，俾再煎服。拟后服至脉象复常，再为通其大便，孰意次剂服完而大便自通下矣。且大便通下后，外感之实热亦消解无余矣。此直以白虎加人参汤代承气汤也。自治愈此病之后，凡遇有证之可下而可缓下者，恒以白虎汤代承气，或以白虎加人参汤代承气，其凉润下达之力，恒可使大便徐化其燥结，无事用承气而自然通下，且下后又无不解之虞也。

治一少妇，于大怒之余感冒伤寒，热传阳明，大便燥结，医者两次投以大承气皆吐出。诊其脉弦长有力，盖脉现弦长，无论见于何部，皆主肝火炽盛，此不受药之所以然也。遂于大承气汤中将朴、实减轻朴实各用钱半，加生杭芍、生赭石各一两，临服药时，又恐药汤入口即吐出，先用白开水送服生赭石细末三钱赭石质同铁锈，因铁锈为铁氧化合，赭石亦铁氧化合也，故生研为细末可服，凡吐甚者，煎汤服之，或不效，服其细末必能立止，继将药服下，阅三点钟，大便通下而病即愈矣。

又治一人素伤烟色，平日大便七八日一行，今因受外感实热，十六七日大便犹未通下，心中烦热，腹中胀满，用洗肠法下燥粪少许，而胀满烦热如旧。医者谓其气虚脉弱，不敢投降下之药。及愚诊之，知其脉虽弱而火则甚实，遂用调胃承气汤加野台参四钱，生赭石、天门冬各八钱，共煎汤一大碗，分三次徐徐温饮下，饮至两次，腹中作响，觉有开通之意，三次遂不敢服，迟两点钟大便通下，内热全消，霍然愈矣。

有服承气汤后，大便之燥结不下，继服些许他药，而燥结始下者，试再举两案以明之。

邑中名医刘肃亭蕴度先生，愚初学医时，家中常延之。一日，见先生治一伤寒热入阳明大便燥结证，从前医者，投以大承气汤两剂不下，继延先生治之，单用威灵仙三钱，煎汤服后大便通下，病亦遂愈[1]。愚疑而问曰：威灵仙虽能通利二便，以较硝、黄攻下之力实远不如，乃从前服大承气汤两剂大便不下，何先生只用威灵仙三钱而大便即下乎？答曰：其中原有妙理，乃前后所用之药相藉以成功也。盖其从前所服之大承气汤两剂，犹在腹中，因其脏腑之气化偶滞，药力亦随之停顿，藉威灵仙走窜之力以触发之，则硝、黄力之停顿者，可陡呈其开通攻决之本性，是以大便遂通下也。是威灵仙之于硝、黄，犹如枪炮家导火之线也。愚闻如此妙论，顿觉心地开通，大有会悟，后有仿此医案之时，亦随手奏效。因并录之于此，由此知医学虽贵自悟，亦必启发之有自也。

邻村霍印科愚师兄弟也，当怒动肝火之余感受伤寒，七八日间腹中胀满，大便燥结，医者投以大承气汤，大便未通下，胁下转觉疼不可支。其脉左部沉弦有

[1] 此案治肝郁
腑实证，投承气汤
不下，用大柴胡汤
似更为适合。

力，知系肝经气郁火盛，急用柴胡三钱，生麦芽一两[1]，煎汤服后，至半点钟肋下已不觉疼，又迟一点余钟，大便即通下。大便下后，腹即不胀，而病脱然全愈矣。

此案实仿前案之义，亦前后药力相借以通大便也。盖肾为二便之关，肝行肾之气，肝又主疏泄，大便之通与不通，实于肝有关系也。调其肝郁，即可以通行大便，此中原有至理。至于调肝用柴胡而又必佐以生麦芽者，因麦芽生用亦善调肝者也。且柴胡之调肝在于升提，生麦芽之调肝在于宣通，若因肝不舒但用柴胡以升提之，恐初服下时肋下之疼将益剧，惟柴胡之升提，与麦芽之宣通相济以成调肝气之功，则肝气之郁者自开，遏者自舒，而徐还其疏泄之常矣。且柴胡之性不但善调肝气也，《本经》谓柴胡主心腹肠胃中结气，饮食积聚，寒热邪气，推陈致新。三复《本经》之文，是柴胡不但善于调肝，兼能消胀满通大便矣。然柴胡非降下之药也，其于大便之当通者，能助硝、黄以通之，若遇脾胃之气下溜大便泄泻者，伍以芪、术转能升举脾胃之气以止泄泻，柴胡诚妙药也哉！善于用柴胡者，自能深悟此中之妙理也。

至于妊妇外感热实，大便燥结者，承气汤亦不妨用，《内经》所谓"有故无殒，亦无殒也"。然此中须有斟酌，以上所列方中诸药，芒硝断不可用。至赭石则三月以前可用，三月以后不可用。其余虽皆可用，然究宜先以白虎汤或白虎加人参汤代承气，即不能完全治愈，后再用承气时亦易奏效也。曾治一妇人，妊过五月，得伤寒证，八九日间脉象洪实，心中热而烦躁，大便自病后未行，其脐上似有结粪，按之微疼，因其内热过甚，先用白虎加人参汤清之，连服两剂内热颇见轻减，而脐上似益高肿，不按亦疼，知非服降下之药不可也。然从前服白虎加人参汤两剂，知其大便虽结不至甚燥，治以降下之轻剂当可奏效，为疏方用大黄、野台参各三钱，真阿胶不炒，另炖，兑服、天冬各五钱[1]，煎汤服下，即觉脐上开通，过一点钟，疼处即不疼矣。又迟点半钟，下结粪十余枚，后代溏粪，遂觉霍然全愈，后其胎气亦无所损，届期举子矣。至方中之义，大黄能下结粪，有人参以驾驭之，则不至于伤胎；又辅以阿胶，取其既善保胎，又善润肠，则大便之燥者可以不燥矣。用天冬者，取其凉润微辛之性细嚼之实有辛味，最能下行以润燥开瘀，兼以解人参之热也。

[1] 治妊妇肠燥之方，已非承气之法，仅可视为验方。

阳明病茵陈蒿汤、栀子柏皮汤、麻黄连轺赤小豆汤诸发黄证

阳明原属燥金，其为病也多燥热，白虎、承气诸方，皆所以解阳明之燥热也。然燥热者阳明恒有之正病，而有时间见湿热为病，此阳明之变病也。其变病果为何病？阳明篇中诸发黄之证是也。试再进而详论之。

《伤寒论》原文：**阳明病，发热汗出者，此为热越，不能发黄也。但头汗出，身无汗，剂颈而还，小便不利，渴引水浆者，此为瘀热在里，身必发黄，茵陈蒿汤主之。**（236）

作酒曲者，湿窨以生热，热与湿化合即成黄色，以之例人，其理同也。是以阳明病发热汗出者，热外越而湿亦随之外越，即不能发黄。若其热不外越而内蕴，又兼其人小便不利，且饮水过多，其湿与热必至化合而生黄，是以周身必发黄也。主以茵陈蒿汤者，以茵陈蒿汤善除湿热也。

【茵陈蒿汤方】 茵陈蒿六两　栀子十四枚，擘　大黄二两，去皮　上三味，以水一斗二升，先煮茵陈减六升，纳二味，煮取三升，去滓，分三服，小便当利，尿如皂角汁状，色正赤。一宿腹减，黄从小便去也。

茵陈为青蒿之嫩者，蒿子落地，至仲秋生芽，贴地长小叶，严冬之时埋藏于冰雪之中，而其叶不枯，甫交春令，得少阳最初之气而勃然发生，其性寒味苦，具有生发之气，寒能胜热，苦能胜湿，其生发之气能逐内蕴之湿热外出，故可为湿热身黄之主药。佐以栀子、大黄

[1] 方中大黄既入血分，又入气分。大承气汤之大黄后下，取其入气分而通腑泻下；茵陈蒿汤煎煮时间较长，其泻下力缓，入血分而利尿退黄。现代实验研究证实，大黄具有善通大便和利小便两方面的药理作用

者，因二药亦皆味苦性寒也，且栀子能屈曲引心火下行以利小便。大黄之色能直透小便凡服大黄者，其小便即为大黄之色，是大黄能利小便之明征[1]，故少用之亦善利小便。至茵陈虽具有升发之性，《别录》亦谓其能下利小便，三药并用，又能引内蕴之热自小便泻出，是以服之能随手奏效也。

《伤寒论》原文：**伤寒七八日，身黄如橘子色，小便不利，腹微满者，茵陈蒿汤主之。**（260）

身黄如橘而腹满，小便不利，此因湿热成病可知，故亦治以茵陈蒿汤也。

《伤寒论》原文：**伤寒身黄发热，栀子柏皮汤主之。**（261）

此节示人，但见其身黄发热，即无腹满小便不利诸证，亦直可以湿热成病断之也。

【栀子柏皮汤方】 栀子十五个，擘 甘草一两，炙 黄柏二两 上三味，以水四升，煮取一升半，去滓，分温再服。

此方之用意，欲以分消上、中、下之热也。是以方中栀子善清上焦之热，黄柏善清下焦之热，加甘草与三药并用，又能引之至中焦以清中焦之热也。且栀子、黄柏皆过于苦寒，调以甘草之甘，俾其苦寒之性味少变，而不至有伤于胃也。

《伤寒论》原文：**伤寒瘀热在里，身必黄，麻黄连轺赤小豆汤主之。**（262）

【麻黄连轺赤小豆汤方】 麻黄二两，去节 赤小豆一升 连轺二两 杏仁四十个，去皮尖 大枣十二枚，擘 生梓白皮一升，切 生姜二两，切 甘草二两，炙 上八味，以潦水一斗，先煮麻黄再沸，去上沫，纳诸药，煮取三升，去滓，分温三服，半日服尽。

按：连轺非连翘，乃连翘根也。其性凉能泻热，兼善利湿，后世改用连翘则性不同矣。赤小豆，即作饭之小豆，形如绿豆而色赤者，非南来之红豆也。梓白皮，药局无鬻者，有梓树处自加之可也。陈修园云：若无梓

白皮，可以茵陈代之。

唐容川[1]曰：在里言在肌肉中，对皮毛而言则为在里也。肌是肥肉，气分所居；肉是瘦肉，血分所藏。若热入肌肉，令气血相蒸则汗滞不行，是名瘀热。气瘀则为水，血瘀则为火，水火蒸发于肌肉中，现出土之本色，是以发黄。故用麻黄、杏仁发皮毛以散水于外，用梓白皮以利水于内，梓白皮象人之膜，人身肥肉均生于膜上，膜中通利，水不停，汗则不蒸热，故必利膜而水乃下行，此三味是去水分之瘀热也。连翘散血分之热，赤豆疏血分之结，观仲景赤小豆当归散是疏结血，则此处亦同，此二味是去血分之瘀热也。尤必用甘、枣、生姜宣胃气，协诸药使达于肌肉，妙在潦水是云雨既解之水，用以解水火之蒸郁为切当也。即方观证，而义益显明。

按：身发黄与黄疸不同。黄疸为胆汁妄行于血中，仲景书中虽未明言，而喻嘉言《寓意草》于钱小鲁案中曾发明之，彼时西人谓胆汁溢于血中之说，犹未入中国也。至身发黄之病，猝成于一两日间，其非胆汁溢于血分可知矣。茵陈为治热结黄疸之要药，《本经》载有明文，仲景治身发黄亦用之者，诚以二证之成皆由于湿热，其湿热由渐而成则为黄疸，其湿热因外感所束，仓猝而成则为身发黄，是以皆可以茵陈蒿治之也。

身发黄之证，不必皆湿热也。阳明篇七十六节云：**伤寒发汗已，身目为黄，所以然者，寒湿在里不解故也，以为不可下也，于寒湿中求之。**（259）

程应旄[2]曰：其人素有湿邪，汗后之寒与宿湿郁蒸为热，非实热也，故不可下，仍当于寒湿责其或浅或深而治之。

王和安曰：黄为油热色，油中含液而包脉孕血，液虚血燥则热甚为阳黄，身黄发热之栀子柏皮证也。油湿血热相等而交蒸，为小便不利，身黄如橘之茵陈蒿证也。油寒膜湿，郁血为热，则寒湿甚而为阴黄，即茵陈五苓证也。病有热而治从寒湿，玩以为二句，语气之活

[1]唐容川：唐宗海，字容川，晚清医家，早期试图汇通中西医学的代表人物之一，著《中西汇通医经精义》《金匮要略浅注补正》《伤寒论浅注补正》《本草问答》《血证论》等。

[2]程应旄：字郊倩，清初医家，著《伤寒论后条辨》等。

[1] 此例所谓"感冒"者，《伤寒论》治黄三方原文所谓"伤寒"也。但必须明白，黄疸病初起之"伤寒"，即黄疸病出现典型证候之前的前期症状。此即原文所说的"伤寒八九日"，继则表现为"身黄如橘子色"等黄疸病证候。

[2] "仲秋"，乃指秋三月的第2个月，即八月份。
寒热往来，即上述类伤寒证候；饮食不甚消化，此"黄家所得，从湿得之"（十五·8），即湿浊中阻之证候。类似外感（260；十五·1、13）与湿困脾胃（十五·3），是"欲作谷疸"（195；十五·3）之两大证候特点。欲明此理，请于仲景书黄疸病证治的原文中求之。

自可想见。盖以为不可下，明见有可下之热黄也，在于寒湿中求之，言治法求之寒湿，明见黄证不纯为寒湿也。凡一证二因者，治从其甚，可于二语见之。

上程氏、王氏之论甚精细，而愚于此节之文则又别有会悟，试引从前治愈之两案以明之。

曾治一人受感冒，恶寒无汗[1]，周身发黄，以麻黄汤发之，汗出而黄不退。细诊其脉，左部弦而无力，右部濡而无力，知其肝胆之阳不振，而脾胃又虚寒也。盖脾胃属土，土色本黄，脾胃有病，现其本色，是以其病湿热也，可现明亮之黄色，其病湿寒也，亦可现黯淡之黄色。观此所现之黄色，虽似黯淡而不甚黯淡者，因有胆汁妄行在其中也。此盖因肝胆阳分不振，其中气化不能宣通胆汁达于小肠化食，以致胆管闭塞，胆汁遂蓄极妄行，溢于血分而透黄色，其为黄色之根源各异，竟相并以呈其象，是以其发黄似黯淡而非黯淡也。审病既确，遂为拟分治左右之方以治之。

生箭芪六钱　桂枝尖二钱　干姜三钱　厚朴钱半　陈皮钱半　茵陈二钱　上药六味，共煎汤一大盅温服。

方中之义，用黄芪以助肝胆之阳气，佐以桂枝之辛温，更有开通之力也。用干姜以除脾胃之湿寒，辅以厚朴能使其热力下达。更辅以陈皮，能使其热力旁行，其热力能布护充周，脾胃之寒湿自除也。用茵陈者，为其具有升发之性，实能打开胆管之闭塞，且其性能利湿，更与姜、桂同用，虽云苦寒而亦不觉其苦寒也。况肝胆中寄有相火，肝胆虽凉，相火之寄者仍在，相火原为龙雷之火，不可纯投以辛热之剂以触发之，少加茵陈，实兼有热因寒用之义也。

又治一人，时当仲秋，寒热往来，周身发黄，心中烦热，腹中又似觉寒凉，饮食不甚消化[2]，其脉左部弦硬、右部沉濡。心甚疑之，问其得病之由。答云，不知。因细问其平素之饮食起居，乃知因屋宇窄隘，六七月间皆在外露宿，且其地多潮湿，夜间雾露尤多。乃恍悟此因脏腑久受潮湿，脾胃属土，土为太阴，湿郁久则生寒，是以饮食不能消化。肝胆属木，木为少阳，湿郁久则生热，又兼有所寄之相火为之熏蒸，以致胆管肿胀闭塞，是以胆汁妄行，溢于血中而身黄也。舌上微有白苔，知其薄受外感，侵入三焦，三焦原为手少阳与足少阳并为游部，一气贯通，是以亦可作寒热，原当以柴胡和解之，其寒热自已，茵陈性近柴胡，同为少阳之药，因其身发黄，遂用茵陈三钱以代柴胡，又加连翘、薄荷叶、生姜各三钱，甘草二钱，煎汤服后，周身得汗足少阳不宜发汗，手少阳宜发汗，寒热往来愈，而发黄如故。于斯就其左右之脉寒热迥殊者，再拟一方治之。

茵陈三钱　栀子三钱　干姜三钱　白术三钱，炒　厚朴二钱　焰硝五分，研细　上六味，将前五味煎汤一大盅，乘热纳硝末融化服之。

方中之义，用栀子、茵陈以清肝胆之热，用干姜、白术、厚朴以除脾胃之寒，药性之凉热迥然不同，而汇为一方自能分途施治也。用焰硝者，因胆管之闭塞，恒有胆石阻隔，不能输其胆汁于小肠，焰硝之性善消[1]，即使胆管果有胆石，服之亦不难消融也。

阳明病猪苓汤证

发黄之证，多成于湿热[2]，诸治发黄之方，皆治湿热之方也。乃有本阳明病，其人蕴有湿热而不发黄者，自当另议治法，而阳明篇中亦曾载其治方矣。

《伤寒论》原文：**阳明病……若脉浮发热，渴欲饮水，小便不利者，猪苓汤主之。**（223）

张拱端曰：肺脉浮，肺主皮毛，故脉浮发热为肺病。经云："饮入于胃，游溢精气，上输于脾，脾气散精，上归于肺，通调水道，下输膀胱，水精四布，五经并行。"是渴为肺不四布水精，小便不利为肺不通调水道下输膀胱，非若口干舌燥之渴热在于胃也。上节之渴关于胃，宜白虎加人参；此节之渴关于肺，宜猪苓汤。

按：此节所谓脉浮者，乃病入阳明，而犹连太阳之

[1] 焰硝即火硝，仲景书名曰硝石。张锡纯用焰硝经验，与《金匮要略》黄疸病证治之治黑疸的硝石矾石散不无关系。

[2] "黄家所得，从湿得之"（十五·8）。这种特殊的湿毒蕴结化热，成为湿热疫毒，深入血分，血分瘀热溢于周身而发黄。

府也。盖太阳之病，在经脉浮，在府亦脉浮，此因太阳之府蕴有实热，以致小便不利，而热之入于阳明者，不能由太阳之府分消其热下行，转上逆而累及于肺，是以渴欲饮水也。治以猪苓汤，是仍欲由太阳之府分消其热也。

【猪苓汤方】 猪苓去皮　茯苓　阿胶　滑石　泽泻各一两　上五味，以水四升，先煮四味，取二升，去滓，纳阿胶烊消，温服七合，日三服。

猪苓、茯苓，皆为渗淡之品，而猪苓生于枫下，得枫根阴柔之气茯苓生于松下，松经霜则弥茂，猪苓生于枫下，枫经霜即红陨，则枫性之阴柔可知也，以其性善化阳，以治因热小便不利者尤宜，故用之为主药。用泽泻者，因其能化水气上升以止渴，而后下降以利小便也。用滑石者，其性可代石膏，以清阳明之实热，又能引其热自小便出也。用阿胶者，因太阳之府原与少阴相连，恐诸利水之药或有损于少阴，故加阿胶大滋真阴之品，以助少阴之气化也。

西医虽未能将肾之功用发挥尽至，而谓其能漉水亦自可取。若少阴衰弱，不能作强则失其职，即为小便不通之证，法当以渗淡通利之品治之。然专用通利诸药亦有不能奏效者，且虑其伤肾故加阿胶以助少阴之气化，少阴壮旺，自能助利水诸药通调水道矣。

受业宝和谨识

陈古愚曰：此汤与五苓之用有天渊之别。五苓治太阳之水，太阳司寒水，故加桂以温之，是暖肾以行水也。此汤治阳明、少阴结热，二经两关津液，惟取滋阴以行水。盖伤寒表证最忌亡阳，而里热又患亡阴，亡阴者亡肾中之阴与胃中津液也。若过于渗利则津液反致耗竭，方中阿胶即从利水中育阴，是滋养无形，以行有形也[1]。故仲景云，汗多胃燥，虽渴而里无热者，不可与也。

《金鉴》注曰：太阳（病）烦热无汗（而渴），小便利者，大青龙汤证也；小便不利者，小青龙汤去半夏加花粉、茯苓证。（太阳病）烦热有汗而渴，小便利者，桂枝合白虎汤证；小便不利者，五苓散证。阳明病烦热无汗而渴，小便利者，宜葛根汤加石膏主之；小便不利者，以五苓散加石膏、寒水石、滑石主之。阳明病烦热有汗而渴，小便利者，宜白虎汤；小便不利者，以猪苓汤。少阳病寒热无汗而渴，小便利者，（当）以（小）柴胡汤去半夏加花粉；小便不利者，当以小柴胡加茯苓。太阴无渴证（原文无"证"字），少阴阳邪，烦呕，小便赤而渴者，以猪苓汤；少阴阴邪，下利，小便白而渴者，以真武汤。厥阴阳邪，消渴者，白虎加人参汤；厥阴阴邪，转属阳明，渴欲饮水者，少少与之则愈。证既不同，法亦各异，当详审而明辨之[1]。

阳明病四逆汤证

总计阳明篇中之病证，大抵燥而且热也，其有不燥而转湿者，此阳明之变证也。于治发黄诸方，曾发明之矣。更有不热而反寒者，此亦阳明之变证也。夫病既寒矣，必须治以热剂，方为对证之药，是则温热之剂，又宜讲求矣。

《伤寒论》原文：**脉浮而迟，表热里寒[2]，下利清谷者，四逆汤主之。**（225）

外感之着人，恒视人体之禀赋为转移，有如时气之流行，受病者或同室、同时，而其病之偏凉、偏热，或迥有不同。盖人之脏腑素有积热者，外感触动之则其热益甚；其素有积寒者，外感触动之则其寒亦益甚也。明乎此则可与论四逆汤矣。

【四逆汤方】 甘草二两，炙　干姜两半　附子一枚，生用，去皮，破八片　上三味，以水三升，煮取一升二合，去滓，分温再服，强人可大附子一枚，干姜三两。干姜为温暖脾胃之主药，伍以甘草，能化其猛烈之性使之和平，更能留其温暖之力使之常久也。然脾胃之温暖，恒赖相火之壮旺，附子色黑入肾，其非常之热力，实能补助肾中之相火，以厚脾胃温暖之本源也。方名四

[1]《医宗金鉴·订正伤寒论注》对每条原文加"注"，于"注"之后或加"按"，在"按"之后多有"集注"。左为"按"之内容。笔者与原文校对，发现有错漏之处，故加括号补充之。此段引录有错漏，其他引录之文恐怕也难免，笔者未全部核对，读者应明辨之，必要时自行校对。

[2] 以方测证，"脉浮……表热"者，表为虚热也；脉"迟……里寒"者，里有真寒矣。此必素体阳虚之人感受外邪之证候。四逆汤温里散寒，其生附子配干姜，辛热之品从里达表，外邪亦可解散而不致内陷。一方两用，温里寒而祛表邪，神奇之方也。

逆者，诚以脾主四肢，脾胃虚寒者，其四肢常觉逆冷，服此药后，而四肢之厥逆可回也。

按：方中附子，注明生用，非剖取即用也。因附子之毒甚大，种附子者，将附子剖出，先以盐水浸透，至药局中又几经泡制，然后能用，是知方中所谓附子生用者，特未用火炮熟耳。

又按：乌头、天雄、附子、侧子，原系一物。种附子于地，其当年旁生者为附子；附子外复旁生小瓣为侧子；其原种之附子本身变化为乌头；若附子经种后，其旁不长附子，惟本身长大即为天雄。天雄之热力最大，此如蒜中之独头蒜，实较他蒜倍辣也。天雄之色较他附子独黑，为其色黑，其力能下达，佐以芍药，能收敛浮越之阳归其宅；为其独头无瓣，故所切之片为圆片，其热力约大于寻常附子三分之一。方上开乌附子，药房给此，开天雄药房亦应给此。若此药以外，复有所谓天雄者，乃假天雄也[1]。

[1] 一物分为四，古人观察本草之认真而具体可见一斑。
仲景书治伤寒病只用附子，分生用与炮制后用。至杂病则或用附子，或用乌头，或乌、附并用（只乌头赤石脂丸一方），只有一方（天雄散）用及天雄。

医学衷中参西录第七期第三卷

少阳病提纲及汗吐下三禁

阳明之热已入府者，不他传矣。若犹在经，而未入于府者，仍可传于少阳。而少阳确实之部位，又须详为辨析也。夫太阳主外，阳明主里，而介于太阳、阳明之间者，少阳也。少阳外与太阳相并则寒，内与阳明相并则热，是以少阳有病而寒热往来也[1]。由此而论，则传经之次第，当由太阳而少阳，由少阳而阳明，而《内经》竟谓一日巨阳即太阳受之，二日阳明受之，三日少阳受之者何也？盖他手、足同名之经各有界限，独少阳主膜，人身之膜无不相通。膜有连于太阳者，皮肤下腠理之白膜也。膜有连于阳明者，肥肉、瘦肉间之膜也。此为手少阳经以三焦为府者也三焦亦是膜，发源于命门，下焦为包肾络肠之膜，中焦为包脾连胃之膜，上焦为心下膈膜及心肺一系相连之膜。又两胁之下皆板油，包其外者亦膜也，此为足少阳之膜以胆为府者也。由此知介于太阳、阳明之间者，手少阳也；传经在阳明之后者，足少阳也。太阳传阳明原自手少阳经过，而《伤寒论》未言及者，以其重足经不重手经也。总之，手、足少阳之膜原相联络，即手、足少阳之气化原相贯通，是以《内经》谓少阳为游部游部者，谓其中气化自手经至足经，自足经至手经游行无定也，更由此知所谓与太阳相并者，为手少阳腠理之膜也，与阳明相并者，为足少阳板油之膜也，以其相近故能相并也。能明乎此，即可与论少阳篇之病矣。

《伤寒论》原文：**少阳之为病，口苦，咽干，目眩也。**（263）

唐容川曰：少阳是三焦，肾系命门之中，水中之阳，故曰少阳。从肾系达肝系而与胆通，水中之阳上生肝木，是为春生之阳，故曰少阳胆，寄于肝秉风化而生火，故又为风火之主。若少阳三焦与胆皆不病，则风火清畅，生阳条达，人自不知不觉也。设病少阳胆木之火，则火从膜中上入胃口，而为口苦、咽干。设病少阳胆木之风，则风从膜中上走空窍，入目系合肝脉，肝脉

[1] "正邪分争，往来寒热"（97）。

贯脑入目，胆经与之合，则风火相煽而发目眩。眩者旋转不定，如春夏之旋风，乃风中有郁火之气也。此少阳胆经自致之病，仲景以此提纲，既见胆中风火之气化，又见三焦膜膈之道路，凡少阳与各经相通之理，欲人从此会通之矣。

《伤寒论》原文：**少阳中风，两耳无所闻，目赤，胸中满而烦者，不可吐下，吐下则悸而惊。**（264）

张拱端曰：手、足少阳经脉均入耳中，耳内海底之鼓膜，为闻声之先受，风邪由经脉壅塞于鼓膜之下，外声不能由鼓膜传于司听神经，故两耳无所闻[1]。又手、足少阳经脉交会于目锐眦故目赤，此亦少阳风火循经脉而上走空窍之病也。胸中满而烦者，则又是邪在少阳三焦之府也。上焦之膜，由膈上循腔子而为胸中，达心肺而生心包，故胸中满而烦者，满烦是火气在上焦膜孔府中，不在胃管中，故不可吐下。悸者心包病也，惊者肝病也，心包属手厥阴，与手少阳三焦相表里，肝属足厥阴，与足少阳胆相表里，且包络为三焦所归结，肝为胆所寄附，故少阳三焦胆有病，因误吐下，虚其里之正气，则少阳之邪，可内入于主厥阴之心包、肝而为悸惊也。

《伤寒论》原文：**伤寒，脉弦细，头痛发热者，属少阳。少阳不可发汗，发汗则谵语。此属胃，胃和则愈；胃不和，烦而悸。**（265）

按：此节所言之证，乃少阳病之偏于热者也。弦细，固为少阳之脉，观提纲中谆谆以胃和、胃不和为重要之点，想自阳明传少阳时，其外感之热仍有一半入府，而非尽传于少阳。脉虽弦细，重按必然甚实，此原当为少阳、阳明合病也。愚遇此等证脉时，恒将柴胡汤方中药味减半惟人参与甘草不减，外加生石膏一两，知母五钱此为白虎加人参汤与小柴胡汤各用一半，则少阳之病可解，其胃中之热亦可尽清，而不至有胃不和之虞矣。此节合上节，为少阳病汗、吐、下三禁[2]，凡治少阳病者当切记之。

[1] 外感而见耳聋（重听），属于少阳中风者，小柴胡汤为的对之方。伏暑亦有症见耳聋者，王孟英有治例。

[2] 少阳病"三禁"，不可死于句下，见按语。

按语：少阳病之病机为"血弱气尽，腠理开，邪气因入，与正气相搏……"（97）即素体正气不足，感受外邪，正邪相搏，形成少阳病证候。由于少阳病的基本病机是正虚邪实，故不可单独用祛邪之法。而少阳病邪，又必须因势利导，借助汗、下治法以祛之。例如：病邪偏于表者，假道太阳汗之可也，柴胡桂枝汤主之；病邪偏于里者，假道阳明下之可也，大柴胡汤主之，柴胡加芒硝汤并主之。张锡纯对少阳、阳明合病者，以小柴胡汤合白虎汤法治之，亦不外扶正与祛邪兼顾之大法也。

论小柴胡汤证

《伤寒论》原文：**伤寒五六日，中风，往来寒热，胸胁苦满，默默不欲饮食，心烦喜呕，或胸中烦而不呕，或渴，或腹中痛，或胁下痞硬，或心下悸，小便不利，或不渴，身有微热，或咳者，小柴胡汤主之。**（96）此节载太阳篇

唐容川曰：《内经》云少阳为枢，盖实有枢之境地可指。又曰十二经皆取决于少阳，亦实有取决之道路可指。盖决如决水，谓流行也，如管子决之则行之义，盖言十二经之流行，皆取道于少阳也。少阳是三焦，古作膲，即人身中之膈膜油网[1]，西医名为连网，《内经》名为三焦，宋元后谓三焦有名无象，其说非也。三焦之根发于肾系，由肾系生胁下之两大板油，中生腹内之网油，连小肠、大肠、膀胱；又上生肝膈、连胆系，由肝膈生胸前之膜膈，循肪腔内为一层白膜，上至肺系，连于心为心包络，又上而为咽喉，此三焦之府在内者也；从内透出筋骨之外，是生肥肉，肥肉内、瘦肉外，一层网膜有纹理，为营卫外来之路，名曰腠理此与愚谓皮肤下白膜为腠理者，各有所本，乃三焦之表也。邪在腠理，出与阳争则寒，入与阴争则热，故往来寒热。胸胁是膈膜连接之处，邪在膈膜，故胸胁苦满。少阳胆火游行三焦，内通包络，火郁不达，故默默。凡人饮水俱从胃散

[1] 盖中医学之脏腑多为无形之功能，不一定强调有形之实体。

入膈膜，下走连网以入膀胱，凡人食物化为汁液，从肠中出走网油以达各脏。邪在膜油之中，水不下行则不欲饮，汁不消行则不欲食。心烦者，三焦之相火内合心包也。喜呕者，三焦为行水之府，水不下行，故反呕也；或但合心火为胸中烦，而水不上逆则不呕。或三焦之火能消水则渴。或肝膈之气，迫凑于腹内网油之中则腹中痛。或邪结于胁下两大板油之中，则胁下痞满。或三焦中火弱水盛，水气逆于心下膈膜之间，则心下悸。或三焦之府不热则不消渴。而邪在三焦之表，居腠理之间，则身有微热。或从膈膜中上肺冲咽喉，为痰火犯肺则咳。总之，是少阳三焦膜中之水火郁而为病也，统以小柴胡汤散火降水主之。

上唐氏之疏解可谓精细[1]，而于何者为手少阳，何者为足少阳，仍欠发明。再者，观其传经在阳明之后及少阳忌发汗，少阳行身之侧，少阳为枢之义，皆指足少阳而言，则《伤寒论》之侧重足少阳明矣。盖少阳为游部，其手经、足经原不能分，是以病在足少阳多有连带手少阳之处，提纲中所言之病本此义，以融会观之，自无难解之处也。

【小柴胡汤方】 柴胡半斤　黄芩三两　人参三两　甘草三两，炙　半夏半升，洗　生姜三两，切　大枣十二枚，擘　上七味，以水一斗二升，煮取六升，去滓，再煎取三升，温服一升，日三服。若胸中烦而不呕，去半夏、人参，加瓜蒌实一枚。若渴者，去半夏，加人参合前成四两半，瓜蒌根四两。若腹中痛者，去黄芩，加芍药三两。若胁下痞硬，去大枣，加牡蛎四两。若心下悸，小便不利者，去黄芩，加茯苓四两。若不渴，外有微热者，去人参，加桂枝三两，温覆取微汗愈。若咳者，去人参、大枣、生姜，加五味子半升、干姜二两。

张令韶[2]曰：太阳之气，不能由胸出入，逆于胸胁之间，内干动于脏气，当借少阳之枢转而外出也。柴胡二月生苗，感一阳初生之气，香气直达云霄，又禀太阳之气，故能从少阳之枢以达太阳之气。半夏生当夏半，

[1] 所谓"精细"者，只不过是联系点儿当时尚处于初级阶段的西医学知识。

[2] 张令韶：张锡驹，字令韶，清代医家，著《伤寒论直解》等。

[1] 药物作用于人体，应了解其生长特性。这是天人相应的具体体现。这种对药物的认识，可更深刻认识药物的药性，值得借鉴。

感一阴之气而生，启阴气之上升者也。黄芩气味苦寒，外实而内空腐，能解形身之外热[1]。甘草、人参、大枣，助中焦之脾土，由中而达外。生姜所以发散宣通者也。此从内达外之方也，原本列于太阳，以无论伤寒、中风，至五六日之间，经气一周，又当来复于太阳，往来寒热为少阳之枢象，此能达太阳之气从枢以外出，非解少阳也。各家俱移入少阳篇，到底是后人识见浅处。又曰：太阳之气，不能从胸出入，逆于胸胁之间，虽不干动在内有形之脏真，而亦干动在外无形之脏气。然见一脏之证，不复更见他脏，故有七或证也。胸中烦者，邪气内侵君主，故去半夏之燥。不呕者，胃中和而不虚，故去人参之补，加瓜蒌实之苦寒，导火热以下降也。渴者，阳明燥金气盛，故去半夏之辛，倍人参以生津，加瓜蒌根引阴液以上升也。腹中痛者，邪干中土，故去黄芩之苦寒，加芍药以通脾络也。胁下痞硬者，厥阴肝气不舒，故加牡蛎之纯牡能破肝之牝脏，其味咸能软坚，兼除胁下之痞，去大枣之甘缓，欲其行之捷也。心下悸、小便不利者，肾气上乘而积水在下，故去黄芩恐苦寒以伤君火，加茯苓保心气以制水邪也。不渴而外有微热者，其病仍在太阳，故不必用生液之人参，宜加解外之桂枝，复取微汗也。咳者伤肺，肺气上逆，故加干姜之热以温肺，五味之敛以降逆，凡咳者皆去人参，长沙之秘旨，既有干姜之温，不用生姜之散，既用五味之敛，不用大枣之缓也。

或问：传经之次第，自太阳传阳明，因太阳主皮肤，阳明主肌肉，皮肤之内即肌肉也，至阳明传少阳，亦显有道路可指者乎？答曰：善哉问也，欲求医学进步，原当如此研究也。子知阳明主肌肉，亦知少阳主膜乎？肌肉之中有膜，肌肉之底面亦为膜，即人身躯壳里面腔上之肉皮也。阳明之邪入府者，不复传矣，其不入府而传者，由肌肉之浅处以深传不已，必能达于底面之膜，此膜原足少阳主之也。邪传至此，因其膜多与肉紧贴无隙存留，遂皆聚于两胁板油之中，此乃足少阳之大都会，油质原来松缓，膜与肉相离又绰有余地，是以可容邪伏藏也，此阳明传少阳，显然可指之道路也。至《内经》谓少阳为枢者《内经》谓太阳主开，阳明主阖，少阳为枢，乃自下上升之枢，即由内转外之枢也。盖板油之膜，原上与膈膜相连，外邪至此，不能透膜而出，遂缘板油之膜上升至膈，直欲透膈膜而上出，是以少阳之病多数喜呕也，此乃病机之上越也。故方中重用柴胡，正所以助少阳之枢转以引邪外出也。犹恐其枢转之力或弱，故又助以人参，以厚其上升之力，则少阳之邪直能随少阳之气透膈上出矣。用半夏者，因其生当夏半，能通阴阳、和表里，且以病本喜呕，而又升以柴胡、助以人参，少阳虽能上升，恐胃气亦因之上逆，则欲呕之证仍难愈，用半夏协同甘草、姜、枣降胃兼以和胃也。用黄芩者，以其形原中空，故善清躯壳之热，且亦以解人参之偏热也[1]。

小柴胡汤证，原忌发汗，其去滓重煎者，原所以减柴胡发表之力，欲其但上升而不外达也。乃太阳篇一百零三节，服小柴胡汤后，竟有发热汗出之文，读《伤寒论》者，恒至此而生疑，注疏家亦未见有详申其义者，今试录其原文细研究之。

《伤寒论》原文：……**凡柴胡汤病证而下之，若柴胡汤证不罢者，复与柴胡汤，必蒸蒸而振，却发热汗出而解。**（101）

服小柴胡汤，以引少阳之邪透膈上出而无事出汗，原为小柴胡汤证治法之正则。然药力之上升透膈颇难，必赖其人之正气无伤，药借正气以营运之而后可以奏效。至误下者，足少阳之邪多散漫于手少阳三焦脂膜之中，仍投以小柴胡汤，其散漫于手少阳者，遂可借其和解宣通之力，达于太阳而汗解矣[2]。其留于胁下板油中者，因误降伤气，无力上达，亦遂借径于手少阳而随之汗解，故于汗出上特加一却字，言非发其汗而却由汗解，此乃因误下之后而使然，以明小柴胡汤原非发汗之药也。其汗时必发热蒸蒸而振者，有战而后汗意也。盖

[1] "或问"以下内容，似为张锡纯"参西"之说。"衷中参西"是探讨中医发展的方向之一。

[2] 人之一身，气血相通，一旦发病，整体调治，可借助汗吐下三法以祛邪。汗法者，祛邪于外之法也。小柴胡汤助正达邪于外，故"必蒸蒸而振，却发热汗出而解"。

医学衷中参西录第七期第三卷

89

少阳之病由汗解，原非正路，而其留于胁下之邪作汗解尤难，乃至服小柴胡汤后，本欲上透膈膜，因下后气虚，不能由上透出，而其散漫于手少阳者，且又以同类相招，遂于蓄极之时而开旁通之路，此际几有正气不能胜邪气之势，故汗之先必发热而振动，此小柴胡汤方中所以有人参之助也。是以愚用此方时，于气分壮实者，恒不用人参，而于误服降药后及气虚者，则必用人参也[1]。

人身之膜原，无处不相联系，女子之胞室亦膜也。其质原两膜相合，中为夹室，男女皆有，男以化精，女以通经，故女子之胞室亦曰血室。当其经水初过之时，适有外感之传经者乘虚袭入[2]，致现少阳证病状，亦宜治以小柴胡汤，《伤寒论》中亦曾详论之矣。

《伤寒论》原文：**妇人中风，七八日续得寒热，发作有时，经水适断者，此为热入血室。其血必结，故使如疟状，发作有时，小柴胡汤主之。**（144）

唐容川注曰：邪在表里之间，只能往来寒热而不发作有时。惟疟证邪客风府，或疟母结于胁下膜油之中，卫气一日一周，行至邪结之处欲出不得，相争为寒热，所以发作有时也。夫卫气者，发于膀胱水中达出血分，血为营，气为卫，此证热入血室，在下焦膜网之中，其血必结，阻其卫气，至血结之处相争则发寒热，卫气已过则寒热止，是以发作有时，与疟无异。原文故使二字，明言卫气从膜中出，血结在膜中，故使卫气不得达也。用柴胡透达膜膈而愈，知热入血室在膜中，即知疟亦在膜中矣。

伤寒之病既自阳明传少阳矣，间有遵少阳之法治之，其证复转阳明者，此虽仅见之证，亦宜详考治法。

《伤寒论》原文：……**服柴胡汤已，渴者属阳明，以法治之。**（97）

喻嘉言曰：风寒之邪，从阳明而传少阳，起先不渴，里证未具，及服小柴胡汤已，重加口渴，则邪还阳明，而当调胃以存津液矣。然不曰攻下，而曰以法治

[1] 少阳病证一般非"气分壮实者"。

[2] 仲景所述经水适来或适断时"热入血室"，非外邪长驱直入侵入血室，而是经期外感发热，热邪影响血分之证候。

之，意味无穷。盖少阳之寒热往来，间有渴证，倘少阳未罢而恣言攻下，不自犯少阳之禁乎？故见少阳重转阳明之证，但云以法治之，其法为何？即发汗利小便已，胃中躁烦，实大便难之说也。若未利其小便，则有猪苓、五苓之法，若津液热炽，又有人参白虎之法，仲景圆机活泼，人存政举，未易言矣。

按： 少阳证，不必皆传自阳明也。其人若胆中素有积热，偶受外感，即可口苦、心烦、寒热往来，于柴胡汤中加生石膏、滑石、生杭芍各六钱[1]，从小便中分消其热，服后即愈。若其左关甚有力者，生石膏可用至一两小柴胡汤证宜加石膏者甚多，不但此证也，自无转阳明之虞也。

按： 小柴胡汤本为平和之剂，而当时医界恒畏用之，忌柴胡之升提也。即名医若叶天士，亦恒于当用柴胡之处避而不用，或以青蒿代之。诚以古今之人，禀赋实有不同，古人禀质醇厚，不忌药之升提，今人体质多上盛下虚，上焦因多有浮热，见有服柴胡而头疼目眩者，见有服柴胡而齿龈出血者，其人若素患吐血及脑充血证者，尤所忌服。至愚用小柴胡汤时，恒将原方为之变通[2]，今试举治验之数案以明之。

同庄张月楼，少愚八岁，一方之良医也。其初习医时，曾病少阳伤寒，寒热往来，头疼发热，心中烦而喜呕，脉象弦细，重按有力。愚为疏方调治，用柴胡四钱、黄芩、人参、甘草、半夏各三钱，大枣四枚，生姜三大片，生石膏一两，俾煎汤一大盅服之。张月楼疑而问曰：此方乃小柴胡汤外加生石膏也，按原方中分量，柴胡半斤以一两折为今之三钱计之，当为二两四钱，复三分之，当为今之八钱，今方中他药皆用其原分量，独柴胡减半，且又煎成一盅服之，不复去滓重煎，其故何也？弟初习医，未明医理，愿兄明以教我也！答曰：用古人之方，原宜因证、因时，为之变通，非可胶柱鼓瑟也。此因古今气化，略有不同，即人之禀赋遂略有差池，是以愚用小柴胡汤时，其分量与药味，恒有所加

[1] "胆中素有积热"者，当今所谓"胆囊炎"之类也。所加"三味"，清利胆热及养肝。

[2] 考《神农本草经》《名医别录》论柴胡，未言其有"升提"功用。叶天士不大用柴胡，不仅古今之人不同，并且南北之地如何用亦不同，故处方用药应因人、因地、因时而异也。

临床上对外感患者，凡属于少阳病，柴胡证者（以"脉弦细"为主脉，少阳病提纲证及"四大主症"不必悉具），以小柴胡汤为主方，柴胡用 18～24g，常取良效。

[1] 前第四期第三卷《柴胡解》说："柴胡非发汗之药，而多用亦能出汗。"此《神农本草经》曰柴胡主治"寒热邪气"之功也。

[2] 张锡纯经验，柴胡治脾湿呕吐痰涎之功，即《名医别录》主"诸痰热结实"之效。

[3] 石膏善清气分之热，气分热盛波及血分而致血热病变，清气分便有凉血之功，张锡纯《石膏解》众多治例中有白虎加人参汤法。若外感之热内迫血分热盛者，许叔微有小柴胡加地黄汤法。

减。夫柴胡之性，不但升提，实原兼有发表之力[1]，古法去滓重煎者，所以减其发表之力也。今于方中加生石膏一两以化其发表之力，即不去滓重煎，自无发表之虞，且因未经重煎，其升提之力亦分毫无损，是以止用一半，其力即能透膈上出也。放心服之，自无差谬。张月楼果信用愚言，煎服一剂，诸病皆愈。

又治邻村刘姓妇人，得伤寒少阳证，寒热往来无定时，心中发热，呕吐痰涎[2]，连连不竭，脉象沉弦。为开小柴胡汤原方，亦柴胡减半用四钱，加生石膏一两，云苓片四钱。有知医者在座，疑而问曰：少阳经之证，未见有连连吐黏涎不竭者，今先生用小柴胡汤，又加石膏、茯苓，将勿不但为少阳经病，或又兼他经之病乎？答曰：君之问诚然也，此乃少阳病而连太阴也。少阳之去路原为太阴之经，太阴在腹为湿土之气，若与少阳相并，则湿热化合，即可多生黏涎，故于小柴胡汤中加石膏、茯苓，以清少阳之热，即以利太阴之湿也。知医者闻之，甚为叹服。遂将此方煎服，两剂全愈。

又在辽宁曾治一妇人，寒热往来，热重寒轻，夜间恒作谵语，其脉沉弦有力。因忆《伤寒论》谓妇人热入血室证，"昼日明了，暮则谵语"，遂细询之，因知其初受外感三四日，月信忽来，至月信断后遂变斯证。据所云云，知确为热入血室，是以其脉沉弦有力也。遂为开小柴胡原方，将柴胡减半，外加生黄芪二钱、川芎钱半，以升举其邪之下陷，更为加生石膏两半，以清其下陷之热，将小柴胡如此变通用之，外感之邪虽深陷，实不难逐之使去矣。将药煎服一剂，病愈强半，又服一剂全愈。

按：热入血室之证，其热之甚者，又宜重用石膏二三两以清其热，血室之中不使此外感之热稍有存留，始无他虞。愚曾治有血室溃烂脓血者数人，而究其由来，大抵皆得诸外感之余，其为热入血室之遗恙可知矣。盖当其得病之初，医者纵知治以小柴胡汤，其遇热之剧者，不知重用石膏以清血室之热[3]，遂致酿成危险之证，此诚医者之咎也。医者有治热入血室之证者，尚其深思愚言哉。

　　按语：前三期合编第五卷有《小柴胡汤解》。前后参阅，部分内容雷同。所不同的是，前文谈到"愚治伤寒，遇有觉恶心而微寒热往来者，即投以小柴胡汤，一剂而愈"之经验，值得重视。

　　还有，第四期第三卷《柴胡解》说："用柴胡以治少阳外感之邪，不必其寒热往来也。但知其人纯系外感，而又恶心欲吐之现象，是即病在少阳……治以小柴胡汤可随手而效。"如此经验之谈，独到之见解，临证之指南，非良医莫为。

　　据临床观察，少阳病寒热往来者，乃恶寒发热，时轻时重"如疟状"（23）。这与"先寒后热……热止汗出"（《素问·刺疟》），"蓄（休止）作有时"之疟病发作特点不同。

　　少阳病是一个表里同病证候。表病者，太阳病较久；里病者，胆胃并病及三焦水道证候。因此，太阳病与少阳病之区别：太阳病者，单纯表证也；少阳病者，表里兼病也。少阳病正虚邪实者，小柴胡汤主之；少阳病邪实为主者，宜大柴胡汤，详见下文。

论大柴胡汤证

　　柴胡汤证，有但服小柴胡不能治愈，必治以大柴胡汤始能治愈者，此病欲借少阳之枢转外出而阻于阳明之阖，故宜于小柴胡汤中兼用开降阳明之品也。

　　《伤寒论》原文：**太阳病过经十余日，反二三下之，后四五日，柴胡证仍在者，先与小柴胡。呕不止，心下急，郁郁微烦者，为未解也，与大柴胡汤下之则愈。**（103）

　　【大柴胡汤方】 柴胡半斤　黄芩三两　芍药三两　半夏半升，洗　生姜五两，切　枳实四两，炙　大枣十二枚，擘　上七味，以水一斗二升，煮取六升，去滓再煎，温服一升，日三服。一方加大黄二两。

　　陈修园曰：此方若不加大黄，恐不能为大柴胡汤，此乃少阳之枢并于阳明之阖[1]，故用大黄以调胃。

陈古愚曰：凡太阳之气逆而内干，必藉少阳之枢转而外证。但小柴胡证心烦，或胸中烦，或心下悸，重在于胁下苦出者，仲景名为柴胡满；而大柴胡证，不在胁下，而在心下，曰心下急，郁郁微烦，曰心下痞硬，以此为别。所以然者，太阳之气不从枢外出，反从枢内入，干于君主之分，视小柴胡证颇深也。方用芍药、黄芩、枳实、大黄者，以病势内入，必取苦泄之品，以解在内之烦急也。又用柴胡、半夏以启一阴一阳之气，生姜、大枣以宣发中焦之气。盖病势虽已内入，而病情仍欲外达，故制此汤还藉少阳之枢而外出，非若承气之上承热气也。

愚按： 此方无大黄非原方，即加大黄亦疑非原方，以其病当屡下之余，虽柴胡证仍在，其气分必有伤损，况又减去人参，复大黄、枳实并用，既破其血，又破其气，纵方中有柴胡，犹能治其未罢之柴胡证乎？盖大黄虽为攻下之品，然偏于血分，仍于气分无甚伤损，即与柴胡无甚龃龉，至枳实能损人胸中最高之气，其不宜与柴胡并用明矣。愚想此方当日原但加大黄，后世用其方者，畏大黄之猛烈，遂易以枳实，追用其方不效，不得不仍加大黄，而竟忘去枳实，此为大柴胡或有大黄或无大黄，以致用其方者恒莫知所从也。以后凡我同人，有用此方者，当以加大黄去枳实为定方矣[2]。究之，古今之气化不同，人身之强弱因之各异，大柴胡汤用于今日，不惟枳实不可用，即大黄亦不可轻用，试举两案以明之。

邑诸生刘干臣，愚之契友也，素非业医而喜与愚研究医学。其女公子适邑中某氏，家庭之间多不适意，于季秋感冒风寒，延其近处医者治不愈。干臣邀愚往诊，病近一旬，寒热往来，其胸中满闷烦躁皆甚剧，时作呕吐，脉象弦长有力。愚语干臣曰：此大柴胡汤证也，从前医者不知此证治法，是以不愈。干臣亦以愚言为然，遂为疏方，用柴胡四钱，黄芩、芍药、半夏各三钱，生

[1] 笔者认为"大柴胡汤证是少阳腑证"，详见后文"按语"。

[2] 前第五期第五卷有《论〈伤寒论〉大柴胡汤原当有大黄无枳实》一文，此又反复议论之。此说并无根据，不可仅凭个人好恶而非议之也。

石膏两半碎，竹茹四钱，生姜四片，大枣四枚，俾煎服。干臣疑而问曰：大柴胡汤原有大黄、枳实，今减去之，加石膏、竹茹[1]，将勿药力薄弱难奏效乎？答曰：药之所以能愈病者，在对证与否，不在其力之强弱也，宜放胆服之，若有不效，余职其咎。病患素信愚，闻知方中有石膏，亦愿急服，遂如方煎服一剂，须臾觉药有推荡之力，胸次顿形开朗，烦躁呕吐皆愈。干臣疑而问曰：余疑药力薄弱不能奏效，而不意其奏效更捷，此其理将安在耶？答曰：凡人得少阳之病，其未病之先，肝胆恒有不舒，木病侮土，脾胃亦恒先受其扰。迨其阳明在经之邪，半入于府半传于少阳，于斯，阳明与少阳合病，其热之入于府中者，原有膨胀之力，复有肝胆以扰之，其膨胀之热，益逆行上干而凌心，此所以烦躁与胀满并剧也。小柴胡汤去人参原可舒其肝胆，肝胆既舒，自不复扰及脾胃，又重用石膏，以清入府之热，俾其不复膨胀上干，则烦躁与满闷自除也。况又加竹茹之开胃止呕者以辅翼之，此所以奏效甚捷也。此诚察于天地之气化，揆诸生人之禀赋，而有不得不为变通者矣。干臣闻之，甚为叹服曰：聆此妙论，茅塞顿开，觉我良多矣。

又治一人，年逾弱冠，禀赋素羸弱。又专心医学，昕夕研究，颇费神思。偶于初夏，往邑中办事，因受感冒病于旅邸，迎愚诊视，适愚远出，遂求他医治疗，将近一旬，病犹未愈。时适愚自他处旋里，路经其处，闻其有病，停车视之，正值其父亦来看视，见愚甚喜，盖其人亦略识医学，素深信愚者也。时正为病人煎药，视其方乃系发表之剂，及为诊视，则白虎汤证也。嘱其所煎之药，千万莫服。其父求为疏方，因思病者禀赋素弱，且又在劳心之余，若用白虎汤原宜加人参，然其父虽信愚，而其人实小心过度，若加人参，石膏必须多用，或因此不敢径服，况病者未尝汗下，且又不渴，想但用白虎汤不加人参亦可奏效。遂为开白虎汤原方，酌用生石膏二两，其父犹嫌其多。愚曰：此因君平素小心

[1] 张锡纯加减经验方诚为可贵，但不可忽视古圣原方。

[1] 沈括《良方》自序说："医诚艺也，方诚善也，用之中节也。"大柴胡汤与白虎汤皆为古圣之方，用之中节（符合规矩法度），皆为良方。大黄与石膏功效不同，能否互相取代，应视病情而定。

结合西医学，此患者可能为心力衰竭，故出现以上症状，即使改大柴胡汤为白虎剂，亦难治愈，当从心病论治。

特少用耳，非多也。又因脉有数象，外加生地黄一两以滋其阴分，嘱其煎汤两盅，分两次温饮下，且嘱其若服后热未尽退，其大便不滑泻者，可即原方仍服一剂。迨愚旋里后，其药止服一剂，热退十之八九，虽有余热未清，不敢再服。迟旬日大便燥结不下，两腿微肿，拟再迎愚诊视，适有其友人某，稍知医学，谓其腿肿系为前次重用生石膏二两所伤。其父信友人之言，遂改延他医，见其大便燥结，投以降下之剂，方中重用大黄八钱，将药服下，其人即不能语矣。其父见病势垂危，急遣人迎愚，未及诊视而亡矣。夫此证之所以便结腿肿者，因其余热未清，药即停止也。乃调养既失之于前，又误药之于后，竟至一误再误，而不及挽救，使其当时不听其友之盲论，仍迎愚为延医，或再投以白虎汤，或投以白虎加人参汤，将石膏加重用之，其大便即可因服凉润之药而通下，大便既通，小便自利，腿之肿者不治自愈矣。就此案观之，则知大柴胡汤中用大黄，诚不如用石膏也[1]重用白虎汤即可代承气，曾于前节论承气汤时详言之。盖愚当成童时，医者多笃信吴又可，用大剂承气汤以治阳明府实之证，莫不随手奏效。及愚业医时，从前之笃信吴又可者，竟恒多偾事，此相隔不过十余年耳，况汉季至今千余年哉！盖愚在医界颇以善治寒温知名，然对于白虎汤或白虎加人参汤，旬日之间必用数次，而对于承气汤恒终岁未尝一用也。非敢任意左右古方，且僭易古方，此诚为救人计而甘冒不韪之名。医界同仁之览斯笔者尚其谅之。

按语：张锡纯于"前三期合编第五卷"与"第五期第五卷"相关内容以及本文，都认为大柴胡汤证是"少阳经与阳明腑同病"，大柴胡汤是"少阳兼阳明之方"，这符合古今绝大部分医家的见解。笔者有自己的认识，经过六点解析（一是大柴胡汤证的病因、病机、病位、病证辨；二是大柴胡汤证与小柴胡汤证辨别；三是大柴胡汤证与少阳病兼阳明里实证辨别；四是大柴胡汤证与阳明腑实证辨别；五是大柴胡汤治法辨；六是大

柴胡汤方药辨等），最后得出结论：大柴胡汤证是少阳
腑证（所谓"热结在里"者，胆也），而小柴胡汤证则
是少阳经证。

少阳篇三阳合病之治法

　　少阳篇，有三阳并病之证，提纲中详其病状而未列
治法，此或有所遗失欤？抑待后人遇此证自为拟方欤？
愚不揣固陋，本欲拟一方以补之，犹恐所拟者未必有
效，今试即其所载病状以研究其病情，再印征以生平所
治之验案，或于三阳合病之治法，可得其仿佛欤。

　　《伤寒论》原文：**三阳合病，脉浮大，上关上**[1]**，但
欲眠睡，目合则汗。**（268）

　　唐容川曰：少阳半表半里，若从半表而外合于阳明
太阳，则为三阳合病。其脉亦应三阳主外之象而浮大上
关上，则寸更浮大皆主在表也。三阳经皆起于目，而三
焦膜腠上通耳目空窍，声音从耳入，耳壅塞则聋，神魂
从目出，目沉迷则但欲眠。盖邪热在里则神魂不得入而
虚烦不眠，邪热在表则神魂不得出而但欲眠。神魂者阳
也，与卫气为一体，神魂内返则卫气不出而卫外，故目
合则汗。其汗之道路，又从膜而蒸其肌肉，从肌肉而渗
出皮毛，总见少阳三焦膜网外通二阳，凡一切由外入
内、由内出外之理皆可知矣。即太阳、阳明关于少阳膜
间之证，亦从可知矣。少阳证所以不详者，凡二阳兼
证，已具太阳、阳明篇中，故不具论，读者当会其
通也。

　　陶华[2]氏谓，此节所言之病，当治以小柴胡加葛根、
芍药。而愚对于此证有治验之案二则，又不拘拘于小柴
胡汤中加葛根、芍药也。试详录二案于下，以质诸医界。

　　一人年过三旬，于初春患伤寒证，经医调治不愈。
七八日间延为诊视。头疼，周身发热，恶心欲吐，心中
时或烦躁，头即有汗而身上无汗，左右脉象皆弦，右脉
尤弦而有力，重按甚实，关前且甚浮。即此脉论，其左
右皆弦者，少阳也；右脉重按甚实者，阳明也；关前之

[1] 三阳合病脉
象，后"按语"
有辨析。

[2] 陶华：字尚
文，号节庵，明代
医家，著《伤寒
六书》。

医学衷中参西录第七期第三卷

脉浮甚者，太阳也，此为三阳合病无疑。其既有少阳病而无寒热往来者，缘与太阳、阳明相并，无所为往无所为来也。遂为疏方：生石膏、玄参各一两，连翘三钱，茵陈、甘草各二钱，俾共煎汤一大盅顿服之，将药服后，俄顷汗出遍体，近一点钟，其汗始竭，从此诸病皆愈。其兄颇通医学，疑而问曰：此次所服药中分毫无发表之品，而服后竟由汗解而愈者何也？答曰：出汗之道，在调剂其阴阳，听其自汗，非可强发其汗也，若强发其汗，则汗后恒不能愈，且转至增剧者多矣。如此证之三阳相并，其病机本欲借径于手太阴之络而外达于皮毛，是以右脉之关前独浮也，乃因其重按有力，知其阳明之积热，犹团结不散，故用石膏、玄参之凉润者，调剂其燥热，凉热化合，自能作汗，又少加连翘、茵陈可代柴胡[1]以宣通之，遂得尽随病机之外越者，达于皮毛而为汗解矣，此其病之所以愈也。其兄闻之，甚为叹服曰：先生之妙论自古未有也，诚能于医学否塞之时放异样光明者矣。

又治一人，年近三旬，因长途劳役，感冒甚重，匆匆归家，卧床不起。经医诊治，半月病益加剧。及愚视之，见其精神昏愦，谵语不休，肢体有时惕动不安，其两目直视，似无所见，其周身微热，而间有发潮热之时，心中如何，询之不能自言，其大便每日下行皆系溏粪，其脉左右皆弦细而浮数，逾六至，重按即无。其父泣而问曰：延医数位，皆不为出方，因此后事皆备，不知犹可救否？余生平止此一子，深望先生垂怜也。愚悯其言词恻切，慨然许为救愈。时有其同村医者在座，疑而问曰：此证之危险已至极点，人所共见，先生独慨然谓其可治，然不知此证果系何病，且用何方药治之？答曰：此《伤寒论》少阳篇所谓三阳合病。然《伤寒论》中所言者，是三阳合病之实证，而此症乃三阳合病之虚证，且为极虚之证[2]。凡三阳合病以病已还表，原当由汗而解，此病虽虚，亦当由汗而解也。医者闻愚言，若深讶异曰：病虚若此，犹可发汗乎？且据何见解而知

[1] 第四期第四卷《茵陈解》："茵陈者，青蒿之嫩苗也……秉少阳最初之气，是以凉而能散……其性颇近柴胡，实较柴胡之力柔和，凡……不任柴胡之升散者，皆可以茵陈代之。"此张锡纯经验，但柴胡与茵陈各有专功，又不可不辨也。

[2] 标新立异之论。

谓为三阳合病乎？答曰：此证为三阳合病，确有征据。根据此证之肢体惕动、两目直视，且间发潮热者，少阳也；精神昏愦、语不休者，阳明也；其脉弦而甚浮者，乃自少阳还太阳也，是以谓之三阳合病也。夫病已还表，原欲作汗，特以脉数无根；真阴大亏，阳升而阴不能应，是以不能化合而为汗耳。治此证者，当先置外感于不问，而以滋培真阴为主，连服数剂，俾阴分充足，自能与阳气化合而为汗，汗出而病即愈矣。若但知病须汗解，当其脉数无根之时，即用药强发其汗，无论其汗不易出也，即服后将汗发出，其人几何不虚脱也。医者闻之甚悦服曰：先生明论，迥异寻常，可急疏方以救此垂绝之命哉。愚遂为开生地黄、熟地黄、生山药、大枸杞各一两，玄参、沙参、净萸肉各五钱，煎汤一大碗，分两次温饮下。此药一日夜间连进两剂。翌晨再诊其脉，不足六至，精神亦见明了，自服药后大便未行，遂于原方中去萸肉，加青连翘二钱[1]，服后周身得汗，病若失。

按语：《伤寒论》明文"三阳合病"者有2条，即本条与阳明病篇第209条。何谓"三阳合病"？古今医家多是顺文解义，唯周扬俊语出惊人，指出："温气发出，乃至三阳皆病。其邪热涸实，不言可知，故其脉浮大也。忆邪伏少阴时，则尺脉亦已大，今因由内达外，由下达上，而浮大见于关以上，故曰上关上也……"（《伤寒论三注》卷十五）周扬俊的见解可以启发大家明白这样一个极其重要的问题：《伤寒论》的许多条文，虽无温病之名，却有温病之实。悟透这一点，对于我们正确理解原文，于无字处求解至关紧要。关于"上关上"的理解，应分别明确"关上"与"上"字的本义。《伤寒论·辨脉法》云："若数脉见于关上，上下无头尾，如豆大，厥厥动摇者，名曰动也。"《金匮要略·血痹虚劳病脉证并治》第1条曰"关上小紧"，之后的第2条将寸口、关上与尺中并举。可知，"关上"即关脉也。而对于"上关上"之"上"字的

[1] 张锡纯治例，盖为虚人"感冒甚重"，又因施治不当，由阳转阴，热入血分，"真阴大亏"，处方补益，转危为安，正气充足，再加连翘清透之力，自能"汗出而病即愈"者，此叶天士所谓"透热转气"之机也。

理解，以上周扬俊的见解是正确的。卢之颐进一步解释说："三阳为病，是为阳并，阳并则唯外唯上，故脉浮大，上溢关上，而无内无下也。"（《仲景伤寒论疏钞金錍》卷九）由此还可以领悟到，"三阳合病，脉浮大，上关上"，既是言具体脉象，又是以脉概理。总之，"脉浮大，上关上，阳盛之诊也"（舒诏《伤寒集注》卷七），故曰"三阳合病"。

太阴病提纲及意义

病由少阳而愈者，藉少阳之枢转而外出也。乃有治不如法，其病不能藉少阳之枢转外出，而转由腔上之膜息息透入腹中，是由少阳而传太阴也。夫病既传于太阴，其病情必然变易，自当另议治法，是则太阴经发现之病状与其治法，又当进而研究矣。

《伤寒论》原文：**太阴之为病，腹满而吐，食不下，自利益甚，时腹自痛，若下之，必胸下结硬。**（273）

脾为太阴之府，其处重重油脂包裹，即太阴之经也。盖论其部位，似在中焦之内，惟其处油脂独厚于他处，是太阴之经虽与三焦相连，而实不与三焦相混也。且《难经》谓脾有散膏半斤，即西人所谓甜肉汁，原系胰子团结而成，方书谓系脾之副脏，其分泌善助小肠化食，实亦太阴经之区域也。为其经居于腹之中间，是以腹满为太阴经之的病。其吐食、自利者，此经病而累及于府，脾病不能运化饮食，是以吐利交作也。其腹痛者，因病在太阴，中焦郁满而气化不通也。下之必胸下结硬者，因下后脾气下陷，不能散精以达于肺《内经》谓脾气散精，以达于肺，遂致郁于胸中而为结硬也。

按：此节提纲甚详，而未言治法，及下节汇通观之，可自得其治法矣。

《伤寒论》原文：**太阴中风，四肢烦疼，脉阳微阴涩而长者，为欲愈**[1]。（274）

唐容川曰：此节言太阴中风，脉若阳大而阴滑，则

[1] 仲景书所言复合脉应动态理解之。此条"阳微阴涩而长"之"而"字为连词，表并列，可译为"并且""又"，故阳微阴涩之脉与长脉不是并见，其微、涩为太阴病脉，而脉长为阳气将回而"欲愈"之征兆，以"长则气治"（《素问·脉要精微论》），阴病见阳脉则生也。

邪盛内陷矣。今阳不大而微，阴涩而又见长者，乃知微涩是邪不盛，不是正气虚；长是正气足，不嫌其微涩，故为欲愈也。

一人年甫弱冠，当仲春之时，因伏气化热窜入太阴，腹中胀满，心中烦躁，两手肿疼，其脉大而濡，两尺重按颇实。因思腹中者太阴之部位也，腹中胀满乃太阴受病也，太阴之府为脾，脾主四肢，因伏气化热窜入太阴，是以两手肿疼也。其两足无恙者，因窜入太阴者，原系热邪，热之性喜上行，是以手病而足不病也。为其所受者热邪，是以觉烦躁也。因忆《伤寒论》太阴篇有谓："太阴中风，四肢烦疼，脉阳微阴涩而长者，为欲愈。"今此证所现之脉，正与欲愈之脉相反，是不得不细商治法也。为疏方用生莱菔子、生鸡内金各三钱以开其胀满，滑石、生杭芍各六钱以清其烦躁，青连翘、生蒲黄各四钱以愈其两手肿疼，按方煎服两剂，诸病皆愈。诚以太阴之病原属湿热，其湿热之郁蒸于上者，服此汤后得微汗而解，其湿热之陷溺于下者，服此汤后亦可由小便分利而解矣。若执此案之方以治前节所言之病，于方中加法半夏三钱，则在上之吐可止，再加生山药八钱，下焦之利亦可愈，至方中之连翘、蒲黄，不但能治手肿疼，即腹中作痛服之亦能奏效，将方中药味，略为增加以治前节之病，亦可随手治愈也。

太阴病桂枝汤证

太阴之病，有时可由汗解者，然必须病机有外越之势，原非强发其汗也。

《伤寒论》原文：**太阴病脉浮者，可发汗，宜桂枝汤。**（276）

脉浮者，乃太阴之病机外越，原可因其势而导之，故可服桂枝汤以发其汗也[1]。若其脉之浮而有力者，宜将桂枝减半用钱半，加连翘三钱。盖凡脉有浮热之象者，过用桂枝，恒有失血之虞，而连翘之性凉而宣散，凡遇脉象之浮而有力者，恒得之即可出汗，故减桂枝之

[1] 读仲景书，必须联系上下文。此条言"太阴病"，赅前第273条之里气虚寒证与第274条之太阴中风表证。太阴病脉浮者，病机有外越之势，故宜桂枝汤扶正（调补脾胃）达邪（解肌发汗）之方主治。

半而加之以发汗也。恐其汗不出者，服药后亦可啜粥，若间有太阴腹满之本病者，可加生莱菔子三钱。盖莱菔子生用，其辛辣之味不但可以消胀满，又可助连翘发汗也。

太阴病宜四逆辈诸寒证

太阴自少阳传来原无寒证，乃有其脏本素有寒积，经外感传入而触发之，致太阴外感之证不显，而惟显其内蓄之寒凉以为病者，是则不当治外感，惟宜治内伤矣。

《伤寒论》原文：**自利不渴者，属太阴，以其脏有寒故也，当温之，宜四逆辈**[1]。（277）

陈修园曰：自利者，不因下而利也。凡利则津液下注，多见口渴，惟太阴湿土之为病不渴。至于下利者当温之，而浑言四逆辈，所包括之方原甚广。

王和安谓：温其中兼温其下宜四逆，但温其中宜理中、吴茱萸，寒结宜大建中汤，湿宜真武汤，渴者宜五苓散，不渴而滑宜赤石脂禹余粮汤。而愚则谓甘草干姜汤、干姜附子汤、茯苓四逆汤诸方，皆可因证选用也。

太阴病坏证桂枝加芍药汤及桂枝加大黄汤证

太阴之证，不必皆由少阳传来也，又间有自太阳传来者。然自少阳传来，为传经次第之正传，自太阳传来则为误治之坏证矣。

《伤寒论》原文：**本太阳病，医反下之，因而腹满时痛者，属太阴也，桂枝加芍药汤主之；大实痛者，桂枝加大黄汤主之。**（279）

张拱端曰：太阴脾脏通体连于油网之上，网中之膏油脾所主也。油网布腹中，邪入太阴之网油，故腹满时痛，网油透出躯壳，是生肥肉称肌肉，肌肉与太阳之营卫相接于外，故太阳之邪热可由肌肉而入太阴脾也。用桂枝加芍药汤，以太阳营卫之陷邪可举者，有姜、桂调

[1] 太阴脾寒者宜温其中，温中宜理中汤，却曰"宜四逆辈"，为何？盖脾寒之病，久必及肾，故温脾者兼温及肾，亦治未病也。且火能生土，四逆汤温火之力胜于理中汤。

而举之；不可举者，重加芍药之苦以降之，则满痛可愈。若大实痛者，是膏油受邪过甚，实于其中胰脂化膏之力不足以胜之，故用桂枝加大黄汤，倍芍药苦降之外，更加大黄助胰脂滑利之性以去膏油之实也。然太阴标阴本湿，只有温汗两法，原无下法，以太阴主湿，湿能濡，无燥结之可下也，今用下行之大黄者何耶？盖大黄虽能下行，亦视所用之轻重为变迁耳。考夫阳明与太阴，俱有满痛证，观阳明之承气汤重用大黄，此处轻用大黄，不独见药之轻重有变迁，更可见阳明与太阴之满痛，其界限又不同。阳明是胃管，胃管内之糟粕，得阳明之燥气，能使结实不大便而满痛，故承气重用大黄以通地道。太阴是脾，脾连油网，在胃管之外网膜膏油中，只能壅水与血而为满痛，理中汤用白术、干姜，燥水湿以散寒也。桂枝加芍药汤、桂枝加大黄汤，均重用芍药泄血分之热也。而桂枝加大黄，虽用大黄，然分两轻于诸药，当从诸药入于太阴脾之网油，不得由大肠径过而下也。例如茵陈蒿汤虽用大黄，其茵陈独多，而大黄随茵陈利湿热由小便出，其理可求矣[1]。

张氏此段疏解颇精细，惟于桂枝汤中倍用芍药之理似欠发挥。盖当误下之后，外感之邪固可乘虚而入太阴，究之，脾土骤为降下所伤，肝木即乘虚而侮脾土，腹中之满而且痛，实由肝脾之相龃龉也。桂枝原为平肝、和脾气香能醒脾，辛温之性，又善开脾瘀之圣药，而辅以芍药、甘草、姜、枣，又皆为柔肝扶脾之品，是桂枝汤一方，若免去啜粥[2]，即可为治太阴病之正药也。至于本太阳证，因误下病陷太阴，腹满时痛，而独将方中芍药加倍者，因芍药善治腹痛也[3]。试观仲景用小柴胡汤，腹痛者，去黄芩，加芍药；通脉四逆汤，腹痛者，去葱，加芍药，此明征也。若与甘草等分同用，为甘草芍药汤，原为仲景复阴之方，愚尝用之以治外感杂证、骤然腹痛须审其腹痛非凉者，莫不随手奏效。惟其所用之分量，芍药倍于甘草是为适宜，盖二药同用原有化合之妙，此中精微固不易窥测也。且二药如此并用，大

[1] 尤在泾说："夫太阴，脾脏也，脏何以能实而可下？阳明者，太阴之类，以膜相连，脏受邪而脐不行则实，故脾非自实也，因胃实而实也，大黄所以下胃，岂以下脾哉？"（《伤寒贯珠集》）大实痛者，乃腐秽在肠而不能去，故以桂枝加大黄汤和脾泻胃法主之。

[2] 啜粥不但有利于太阳病桂枝汤证发汗，而且有利于太阴病养脾。杂病大建中汤证（十·14）即要求"饮粥"。

[3] 仲景书治腹痛之方常用芍药，或于加减法中加芍药。考《神农本草经》曰：芍药"治邪气腹痛……止痛"。可知芍药"止痛"有专功，但亦当辨证配伍为宜。

有开通之力，则不惟能治腹痛，且能除腹满也。惟此方中芍药加倍为六两，甘草仍为二两，似嫌甘草之力薄弱，服后或难速效，拟将甘草亦加重为三两，应无药性偏重之弊欤。

【桂枝加芍药汤方】 桂枝三两　芍药六两　甘草二两，炙　生姜三两，切　大枣十二枚，擘

上五味，以水七升，煮取三升，去滓，分温三服。

【桂枝加大黄汤方】 即前方加大黄二两。

医学衷中参西录第七期第四卷

少阴病提纲及意义

中焦脂膜团聚之处，脾居其中，斯为太阴，前已言之。而下焦脂膜团聚之处，肾居其中，故名少阴。少阴之府在肾，少阴之经即团聚之脂膜也。为其与中焦团聚之处相连，是以外感之传递，可由太阴而传入少阴也。

《伤寒论》原文：**少阴之为病，脉微细**[1]**，但欲寐也。**（281）

少阴之病，有凉有热。说者谓，若自太阴传来，是阳明、少阳之邪顺序传入少阴则为热证，若外感之邪直中真阴则为寒证者。而愚临证实验以来，知少阴病之凉者原非直中，乃自太阳传来为表里之相传，亦为腑脏之相传膀胱，因太阳之府相连之脂膜，原与包肾之脂膜相通也。其间有直中者，或因少阴骤虚之时，饮食寒凉而得，此不过百中之一二，其治法原当另商也。至少阴病之热者，非必自传经而来，多由伏气化热入少阴也。所谓伏气者，因其素受外寒甚轻，不能即病，其所受之寒气伏于三焦脂膜之中，阻塞气化之升降而化热气化因阻塞而生热，伏气即可与之相合而化热，恒因少阴之虚损，伏气即乘虚而窜入少阴，此乃少阴之热病初得即宜用凉药者也。

至无论其病之或凉或热而脉皆微细者[2]，诚以脉之跳动发于心，而脉之所以跳动有力者，又关于肾。心肾者，水火之根源也，心肾之气相济，则身中之气化自然壮旺，心肾之气若相离，身中之气化遽形衰惫。少阴有病者，其肾气为外邪遏抑不能上升以济心，是以无论病之为凉为热，其脉象皆微细无力也。其但欲寐者，因心肾之气不交，身中之气化衰惫，精神必然倦懒，是以常常闭目以静自休息。又因肾气不能上达以吸引心阳下潜，是以虽闭目休息不能成寐，而为但欲寐之状也。从前西人之论肾者，惟知为漉水之器，后乃知论肾当取广义，遂谓副肾髓质命门督脉及副肾皮质胞室之分泌素，皆于心之跳动有至切之关系，此诚西人之医学有进步也。然必实征诸其所分泌者而后知之，是仍囿于迹象，而不知肾中有无形之气化与心息息相关者尤切也。

---

[1] 脉微主阳气虚，脉细主阴血虚。此以脉概理，言少阴病有阳虚与阴虚两端，或阴阳水火皆不足也。

[2] 少阴之为病，有寒化证与热化证之不同，这与体质因素密切相关。二类证候虽然都以正虚为主，但虚寒证与虚热证的脉象会有所不同，不会皆"脉微细"。

《伤寒论》原文：**少阴病，欲吐不吐，心烦但欲寐，五六日自利而渴者，属少阴也，虚故引水自救。若小便色白者，少阴病形悉具。小便白者，以下焦虚有寒，不能制水，故令色白也。**（282）

张拱端曰：少阳为阳枢，少阴为阴枢。少阴欲吐不吐者，以少阴有水复有火，水火之气循环上下不利，故欲吐不吐也。少阳喜呕者，以内外之气由焦膜中行，焦膜不利则气难于出入，是以逆于胃而为呕，呕则气少畅，故喜呕，此少阴欲吐、少阳喜呕之所以然也。又太阴、少阴俱有自利证，少阴自利而渴，从少阴本热之化也。太阴自利不渴，从太阴本湿之化也。若治少阴上焦口渴之实热[1]，不顾及下焦下利之虚寒，则下利不止矣。故凡对于水火分病，则当用寒热之药分治之。对于水火合病，无妨用寒热之药合治之。本论用方有纯于寒、有纯于热，复有寒热并用者，即此理也。

谨按：本节未列治法，张氏谓上有实热、下有虚寒，宜用寒热之药？函问。师答曰：宜用生地一两，生杭芍五钱，附子二钱，干姜二钱，细辛一钱。计五味，不宜用石膏。

高崇勋谨注

《伤寒论》原文：**少阴病，脉紧，至七八日，自下利，脉暴微，手足反温，脉紧反去者，为欲解也。虽烦，下利，必自愈。**（287）

少阴之中有水有火，肾左右两枚水也，肾系命门所生之相火，少阴中之火也。外寒自太阳透入少阴，与少阴中之水气相并，以阻遏其元阳，是以脉现紧象，紧者寒也，乃阴盛阳衰逼阳不得宣布之象也。迨阳气蓄之既久至七八日，又重值太阳、阳明主气之候，命门之火因蓄极而暴发，遂迫阴寒自下利外出，脉之紧者亦暴微。盖脉紧原阳为阴迫，致现弦而有力之象，至暴微是由紧而变为和缓，未必甚微，与紧相较则见其微矣。且其手足反温，此为元阳已回之兆无疑[2]。治少阴中之寒病者，原以保护其元阳为主，此时或有心烦之病，实因相火暴

[1] 少阴病之口渴，不可理解为"实热"。此乃下焦阳虚不能蒸化津液以上承之故。其口渴不会如实热伤津之口渴多饮。

[2] 如此识脉辨证，来自临床功夫。

[1] 危急重病，救之必赖大药。大药者，攻邪如陷胸汤、承气汤之类，回阳如四逆汤、白通汤之方。

[2] 病家善在识医，医家善在识病。

[3] 如此经验，弥足珍贵。《本草纲目》说："硫黄秉纯阳之精，赋大热之性，能补命门真火不足，且其性虽热而疏利大肠……"故寒结得硫黄而下利病愈。

发，偶有浮越于上者，此益足征元阳之来复也，是以知其必愈也。

陈修园曰：此言少阴得阳热之气而解也。余自行医以来，每遇将死之证，必以大药救之[1]，忽而发烦下利，病家怨而更医，医家亦诋前医之误，以搔不着疼痒之药居功，余反因热肠受谤甚矣，名医之不可为也[2]。

愚年少时，初阅《伤寒论浅注》至此，疑修园之言，似近自为掩饰。迨医学研究既久，又加以临证实验，乃知修园之言诚不诬也。后又见常德张拱端所著《伤寒论会参》，亦谓修园之言诚然，且谓余治一人，服药后下利苦烦，又喜哈哈，似癫非癫，数时病愈，亦与此节烦利自愈一例也。而愚则谓，若遇少阴阴寒险证，欲用药以回其阳时，不妨预告病家，阳回之后恒现下利心烦之象，自能免病家之生疑也。

荫潮按：数年前余在里处，曾治一少阴寒证，服药后下利发烦而愈。一九三三年腊月，在津又治敦庆隆布庄阃戟临先生少阴寒证，服茴香、干姜等药久不愈，乃询方于余，俾单服生硫黄如枣大，食前服，每日三次，至五六日忽下利日二三次，骇而问余。余曰：此寒结得硫黄之热而开[3]，《伤寒论》所谓虽烦下利必自愈者是也。后数日利果止，其病亦愈。即此例彼，益知修园、拱端之言不我欺也。

《伤寒论》原文：**少阴病，下利，若利自止，恶寒而蜷卧，手足温者，可治。**（288）

唐容川曰：少阴肾中之阳下根于足，上达于手，而充塞于膏膜之中。膏即脾所司也。脾膏阳足则熏吸水谷，不致水谷从肠中直泻而出。若肾阳不充于脾，而脾土所司之膏油失职，水谷不分，气陷而崩注是为下利，其肠中水谷泄尽，利止后恶寒蜷卧。若生阳已竭者，则手足厥冷而死，设手足温者，是肾中生阳尚在，故为可治，白通汤等方是矣。

张拱端曰：以上三节，俱少阴阴寒之病，前两节手足温，第三节自烦欲去衣被，均为阳回之候，均为自愈、可治之证。可见治少阴伤寒以阳为主，不特阴证见阳脉者生，即阴病见阳证亦为易愈。论中恶寒而蜷之蜷字，足供阴寒在内之考察，何也？大凡阴寒之病，俱有屈曲身体之形[1]，其屈曲之理，实关系于督、任二脉，盖以督统诸阳行于背脊，任统诸阴行于胸腹，阴寒在内屈曲身体者，伸背之阳以抑阴也，阳热在内直腰张胸者，伸腹之阴以济阳也。如天气热人必张胸，天气寒人必拘急，观其伸阳以自救，则蜷之属于阴寒其理可得矣。故阳盛则作痉，阴盛则蜷卧，理所必然也。至于自烦欲去衣被，是阴得阳化，故为可治。

张氏论督任相助之理，以释本节中之蜷卧颇为精细，而愚于张氏所论之外，则更别有会心也。推坎离相济、阴阳互根之理，人之心肾相交，即能生热心肾相交能补助元阳，故能生热，而心肾之相交每在呼气外出之时也。盖当呼气外出之时，其心必然下降，其肾必然上升此可默自体验，此际之一升一降而心肾交矣。是乃呼吸间自然之利益，以为人身热力之补助也试观睡时恒畏冷，以人睡着则呼吸慢，热力即顿形不足，是明征也。人之畏冷身蜷卧者，是其心肾欲相交以生热也此中有无思无虑自然而然之天机。至于病热，其身恒后挺，是心肾欲相远，防其相交以助热也。果参透此中消息，以后天补助先天，不但由此悟却病之理，更可由此悟养生之理，寿命之悠久固可在把握中也。

《伤寒论》原文：**少阴病吐利，手足不逆冷，反发热者，不死。脉不至者，灸少阴七壮。**（292）

陈修园谓：宜灸太溪二穴。张拱端谓：亦可灸复溜二穴。而愚则谓：若先灸太溪二穴，脉仍不应，可再灸复溜二穴，灸时宜两腿一时同灸。太溪二穴，在足内踝后五分，跟骨上动脉中；复溜二穴，在内踝上二寸，大骨后侧陷中，此与太溪同为少阴生脉之源。

按语：*尤在泾注释仲景书，善于系统理解，整体把握。例如，尤在泾将上述第292条与第287、288、289条（"少阴病，恶寒不蜷，是自烦，故去衣被者，*

[1] 寒性收引，蜷卧而手足敛缩也。

可治"）合解，综合分析，启发思路。引述如下："寒中少阴，或下利，或恶寒而蜷卧，或吐利交作，而脉不至，阴邪盛而阳气衰之候也。若利自止，手足温，或自烦欲去衣被，或反发热，则阳气已复，而阴邪将退，故皆得不死而可治。"

少阴病麻黄细辛附子汤证

《伤寒论》原文：**少阴病，始得之，反发热，脉沉者，麻黄细辛附子汤主之。**（301）

【**麻黄细辛附子汤方**】 麻黄二两，去节　细辛二两　附子一枚，炮、去皮，破八片　上三味，以水一斗，先煮麻黄减二升，去上沫，纳诸药，煮取三升，去滓，温服一升，日三服。

此外感之寒凉，由太阳直透少阴，乃太阳与少阴合病也。为少阴与太阳合病，是以少阴已为寒凉所伤，而外表纵有发寒热之时，然此非外表之壮热，乃恶寒中之发热耳，是以其脉不浮而沉。盖少阴之脉微细，微细原近于沉也[1]。故用附子以解里寒，用麻黄以解外寒，而复佐以辛温香窜之细辛，既能助附子以解里寒，更能助麻黄以解外寒，俾其自太阳透入之寒，仍由太阳作汗而解，此麻黄附子细辛汤之妙用也。

按： 方中细辛二两，折为今之六钱，复三分之一剂中仍有二钱，而后世对于细辛有服不过钱之说[2]，张隐庵曾明辩其非。二钱非不可用，而欲免病家之疑，用一钱亦可奏效。盖凡宜发汗之病，其脉皆浮，此独脉沉，而欲发其汗，故宜用细辛辅之，至谓用一钱亦可奏效者，因细辛之性原甚猛烈，一钱亦不为少矣。

按： 此方若少阴病初得之，但恶寒不发热者，亦可用。

曾治一少年，时当夏季，午间恣食西瓜，因夜间失眠，遂于食余当窗醋睡，值东风骤至，天气忽变寒凉，因而冻醒，其未醒之先，又复梦中遗精，醒后遂觉周身寒凉抖战，腹中隐隐作疼，须臾觉疼浸加剧。急迎为延

[1]《伤寒论·辨脉法》开篇："问曰：脉有阴阳，何谓也？答曰：凡脉大、浮、数、动、滑，此名阳也；脉沉、涩、弱、弦、微，此名阴也……"此辨脉法之大纲。

[2] 细辛不过钱之说，由来久矣。欲知其所以然，见按语。

医，其脉微细若无，为疏方用麻黄二钱，乌附子三钱，细辛一钱，熟地黄一两，生山药、净萸肉各五钱，干姜三钱，公丁香十粒，共煎汤服之，服后温覆，周身得微汗，抖战与腹疼皆愈。此于麻黄细辛附子汤外而复加药数味者，为其少阴暴虚腹中疼痛也[1]。

按语："细辛不过钱"的说法始于宋代陈承撰写的《本草别说》，原书已佚。《本草纲目》记载："承曰：细辛……若单用末，不可过一钱，多则气闷塞不通者死，虽死无伤。"这就明确规定，细辛不过钱是指"单用末"，即单味用，作散剂服。若用于汤剂加入复方，则另当别论。需要说明，目前的细辛商品多为全草，而古人用细辛是用其根部。综上所述，所谓"细辛不过钱"应有3个先决条件：一是用单味；二是用散剂；三是用根部。如果是用细辛的全草并加入汤剂复方中，则不必受"细辛不过钱"的限制。为了进一步明确这个问题，有必要对经典医籍进行探讨。

通过统计可知，仲景用细辛的方剂共19首，有3种剂型。一是入复方汤剂，用量1~3两；二是入复方丸剂；三是入复方散剂。其中以汤剂居多，共15方，丸与散剂各两方。关于汉代与现代药物用量的折合量，考证说法不一，有汉代一两折今3g、10g、15g等不同认识。即以最小折合量计算，汤剂在汉代用1~3两，当今用3~9g，亦并非"细辛不过钱"。而仲景所制丸、散剂之细辛用量，经折算后均少于3g，可见其丸剂与散剂确实是"细辛不过钱"。

现代药理研究证实，细辛所含挥发油具有明显的镇痛、镇静、解热、抑菌、抗炎、抗痉厥、局部麻醉等多种作用，但其挥发油中的有毒成分黄樟醚用之过量，则会导致呼吸中枢麻痹等不良反应，甚至死亡。由此可见，古人"细辛不过钱"的戒律有其实践性和科学性。还要明确，黄樟醚具有挥发性，经煎煮30分钟后，其毒性已大大下降，故复方煎剂之常用量10g，一般不会引起中毒。

[1] 治例骤感风寒，又梦遗伤肾，太少并病也。张锡纯疏方，温散外寒，峻补肾精，扶正与祛邪兼顾，恰合病机，并师桂枝汤法，温覆取微汗而愈。此良善之方之法耶。

少阴病黄连阿胶汤证

《伤寒论》原文：**少阴病，得之二三日以上，心中烦，不得卧，黄连阿胶汤主之。**（303）

二三日以上，即一日也，合一二三日而浑言之即初得也[1]。细绎其文，是初得即为少阴病，非自他经传来也。其病既非自他经来，而初得即有热象者，此前所谓伏气化热而窜入少阴者也。盖凡伏气化热之后，恒因薄受外感而猝然发动，至其窜入之处，又恒因其脏腑素有虚损，伏气即乘虚而入。由斯而论，则此节之所谓少阴病，乃少阴病中之肾虚兼热者也。夫大易之象，坎上离下为既济，坎为肾而在上者，此言肾当上济以镇心也；离为心而在下者，此言心当下济以暖肾也。至肾素虚者，其真阴之气不能上济以镇心，心火原有摇摇欲动之机，是以少阴之病初得，肾气为伏气所阻，欲上升以济心尤难，故他病之现象犹未呈露，而心中已不胜热象之烦扰而不能安卧矣，是以当治以黄连阿胶汤也。

【黄连阿胶汤】 黄连四两　黄芩一两　芍药二两鸡子黄二枚　阿胶三两　上五味，以水五升，先煮三味，取二升，去滓，纳胶烊尽，小冷，纳鸡子黄，搅令相得，温取七合，日三服。

黄连味苦入心，性凉解热，故重用之以解心中发烦，辅以黄芩，恐心中之热扰及于肺也，又肺为肾之上源，清肺亦所以清肾也。芍药味兼苦酸，其苦也善降，其酸也善收，能收降浮越之阳，使之下归其宅，而性凉又能滋阴，兼能利便，故善滋补肾阴，更能引肾中外感之热自小便出也。阿胶其性善滋阴，又善潜伏，能直入肾中以生肾水。鸡子黄中含有副肾髓质之分泌素，推以同气相求之理，更能直入肾中以益肾水，肾水充足，自能胜热逐邪以上镇心火之妄动，而心中发烦自愈矣。

或问：提纲明言心中烦而不能卧，夫心与肾共为少阴，使其心之本体热而生烦，其人亦恒不能安卧，此虽

《医学衷中参西录》临证助读系列

伤寒论分册

112

为手少阴，亦可名为少阴病也，何先生独推本于肾，由肾病而累及于心乎？答曰：凡曰少阴病者，必脉象微细，开端提纲中已明言之矣。若谓其病发于心，因心本体过热而发烦，则其脉必现浮洪之象，今其心虽有热，而脉象仍然微细若脉非微细而有更改者，本节提纲中必言明此定例也，则知其病之源不在于心而在于肾可知，其心中发烦不得卧，实因肾病而累及于心，更可知也[1]。

按：此节所言之病，原系少阴病初得无大热者，故治以黄连阿胶汤已足清其热也。若其为日既久，而热浸加增，或其肾经素有蕴热，因有伏气之热激发之，则其热益甚，以致心肾皆热，其壮热充实于上下，又非此汤所能胜任矣。愚遇此等证，则恒用白虎加人参汤，以玄参代知母、山药代粳米，又加鲜茅根、生鸡子黄，莫不随手奏效，用之救人多矣，因名之为坎离互根汤[2]，详录其方之分量及煎法于下。

生石膏三两，细末　玄参一两　生怀山药八钱　甘草三钱　野台参四钱　鲜白茅根六两，洗净，切碎　生鸡子黄三枚　上共六味，先将茅根煎三四沸，去滓，纳余药五味，煎汤三盅，分三次温服，每服一次，调入鸡子黄一枚。

方中之意，石膏、人参并用，不但能解少阴之实热，并能于邪热炽盛之时立复真阴，辅以茅根更能助肾气上升与心火相济也。至于玄参，性凉多液，其质轻松，原善清浮游之热，而心之烦躁可除，其色黑入肾，又能协同鸡子黄以滋肾补阴，俾少阴之气化壮旺，自能逐邪外出也。

或问：外感之伏气，恒受于冬日，至春日阳升随春日之阳而化热，是以温病多有成于伏气化热者，至伤寒约皆在于冬日，何亦有伏气化热者乎？答曰：伏气化热，原有两种化法。伏气冬日受之，伏于三焦脂膜之中，迟至春日随春日之阳生而化热，此伏气化热之常也。乃有伏气受于冬日，其所伏之处，阻塞腹内升降之气化，其气化因阻塞而生热，伏气亦可随之化热，此伏

[1] 临床上有一类失眠的患者，证见多梦易醒，五心烦热，腰膝酸软，健忘耳鸣，舌红少苔，脉细数或弦细，属于心肾不交、水火不济者，投黄连阿胶汤有良效。

[2] 少阴病热化证甚者，有急下之大承气汤。张锡纯"坎离互根汤"，师医圣之法而因证立方也。

《医学衷中参西录》临证助读系列 伤寒论分册

Left margin notes:

[1] 仲景书注疏诸家有的已经认识到《伤寒论》有温病证治。如清代吴仪洛《伤寒分经》即说:"此汤本治少阴温热之证。"

[2] 原文曰"当灸之",又曰"附子汤主之",灸治与药治并用,可提高疗效。

气化热之变也。迨其化热之后,或又微受外感而触发之,其触发之后,又恒因某经素有虚损,乘虚而窜入其经,此所以伤寒病中亦有伏气化热者也。注疏诸家,因不知伤寒中亦有伏气化热,故对于少阴病之热者,而释之终涉影响也[1]。

少阴病当灸及附子汤证

《伤寒论》原文:**少阴病得之一二日,口中和,其背恶寒者,当灸之**[2]**,附子汤主之。**(304)

陈修园曰:灸膈关二穴以救太阳之寒,灸关元一穴以助元阳之气。

王和安曰:肾阳以先天元阳藏于丹田,吸引卫阳内返者为体;以后天水谷津液于水府,被心火下交蒸发外出者为用。兹言口中和而不燥渴,则心阳已衰于上,背恶寒则太阳气循脊入命门下丹田者亦衰。治宜引天阳由背脊入命门下丹田,温肾破寒以为之根。故膈关二穴,在脊七椎下各旁开三寸,为足太阳气脉所发,灸七壮,由太阳外部引天阳循脊下胞室矣。关元一穴,在脐下三寸,足三阴任脉之会,可灸百壮,从任脉引心阳以下胞室也。

王氏于此节疏解甚精细,而犹未指出下焦之元阳存于何处?盖人身有两气海,《内经》谓膈上为气海,此后天之气海,所藏者宗气也即胸中大气;哲学家以脐下为气海,此先天之气海,所藏者祖气,即元气也。人身之元阳,以元气为体质,元气即以元阳为主宰,诚以其能斡旋全身则为元气,能温暖全身则为元阳,此元阳本于先天,原为先天之君火,以命门之相火为之辅佐者也此与心火为君火,以肝中所寄之少阳相火为相火者,有先天后天之分。至下焦气海之形质,原为脂膜及胰子团结而中空,《医林改错》所谓,形如倒提鸡冠花者是也。人生结胎之始先生此物,由此而下生督脉,上生任脉,以生全身,故其处最为重要之处,实人生性命之根也。有谓人之元气、元阳藏贮于胞室者,不知胞室若在女子,其中生疮溃烂，原可割而去之，若果为藏元气、元阳之处，岂敢为之割去乎？

《伤寒论》原文：**少阴病，身体痛，手足寒，骨节痛，脉沉者，附子汤主之。**（305）

【附子汤方】 附子二枚，炮、去皮，破八片　茯苓三两　人参二两　白术四两　芍药三两　上五味，以水八升，煮取三升，去滓，温服一升，日三服。

陈古愚曰：论云少阴病得之一二日，口中和，其背恶寒者当灸之，宜此汤，此治太阳之阳虚，不能与少阴之君火相合也。又云，少阴病，身体痛，手足寒，骨节痛，脉沉者，宜此汤，此治少阴君火内虚神机不转也[1]。方中君以生附子二枚，益下焦水中之生阳以达于上焦之君火也。臣以白术者，以心肾藉中土之气而交合也。佐以人参者，取其甘润以济生附子之大辛。又佐以芍药者，取其苦降以泄生附子之大毒也。然参、芍皆阴分之药，虽能化生附子之暴，又恐其掣生附子之肘，当此阳气欲脱之顷，杂一点阴柔之品，便足害事，故又佐以茯苓之淡渗，使参、芍成功之后，从小便而退于无用之地，不遗余阴之气以妨阳药也。师用此方，一以治阳虚，一以治阴虚，时医开口辄言此四字，其亦知阳指太阳，阴指少阴，一方统治之理乎。

张拱端曰：此方中最妙是人参一味，生于阴林湿地，味甘苦而质润，本于阴也。而发出之苗叶三丫五加，悉为阳数，可知此物从阴出阳，宛如肾水中生阳，用于附子汤中，一则济附子之热，一则助附子以生阳，圣方奇妙，不可思议也。前辈将人参或只解为化附子之大辛，或解为补中土，此皆未知仲师用药之妙义也。

按： 古之人参[2]，即今之党参，其性原温，而《本经》谓其微寒，至蒸熟晒干则变为温矣。此犹如鲜地黄、熟地黄之性各殊也。即古时用人参，亦恒多剖取鲜者用之，是以古方中之用人参，亦多取其微寒之性，与他药配合，而后世之笃信《本经》者，犹以人参为微寒，岂未尝单用人参以试其性之寒热乎？夫人参原为救

[1]《伤寒论》身痛证治有三：麻黄汤证，因外感风寒也；桂枝新加汤证，因汗后血虚也；此条附子汤证，因素体阳虚也。病机不同，治法分明。

[2] 张锡纯心通远古，指出人参之鲜者与蒸熟有寒温分别，此切合实际之推理。由此可推而广之，经方中人参多为鲜品。同为一药，鲜者与干者可相差数倍。

颠扶危挽回人命之大药，医界同仁尚其于人参之性细研究之。

按语：前后两条附子汤证，应互参。陈亮斯说："四逆诸方皆有附子，于此独名附子汤，其义重在附子，他方皆附子一枚，此方两枚可见也。"（《中寒论辩证广注》卷中）徐大椿说："此扶阳御寒、益阴固本之剂，为少阴虚寒证之第一要方。"（《伤寒约编》卷六）

少阴病桃花汤证

《伤寒论》原文：**少阴病，下利，便脓血者，桃花汤主之。**（306）

王和安曰：凡下利皆油膜寒水返注入肠，油寒而脉血之热力不旺则为洞泻。油寒锢蔽脉血，郁热冲突于油膜中，则为腹痛下坠。要略云，阳证内热则溢出鲜血，阴证内寒则下紫血如豚肝。盖油寒感及脉血，寒瘀而胀裂脉管，则下死瘀之黑血；血热素盛，被油寒郁积，热血胀裂脉管，则下鲜血也。油寒而谷精不能化血，随水下注，则便中挟有白津油中还流之液，或谷精已化之油，被脉血热迫奔注入肠，则便中挟有油汁，油汁白血球应化赤血球，不得纯热之融化，反以暴热之迫激，杂油血下则为脓血，而知此，则桃花汤之微义可解矣。

【桃花汤方】 赤石脂一斤，一半全用、一半筛末 干姜一两 粳米一升 上三味，以水七升，煮米令熟，去滓，温服七合，纳赤石脂末方寸匕，日三服，若一服愈，余勿服。

石脂原为土质，其性微温，故善温养脾胃。为其具有土质，颇有黏涩之力，故又善治肠下脓血。又因其生于两石相并之夹缝，原为山脉行气之处，其质虽黏涩，实兼能流通气血之瘀滞，故方中重用之以为主药。至于一半煎汤一半末服者，因凡治下利之药，丸散优于汤剂，且其性和平，虽重用一斤犹恐不能胜病，故又用一半筛其细末，纳汤药中服之也。且服其末，又善护肠中之膜，不至为脓血凝滞所伤损也。用干姜者，因此证其气血因寒而瘀，是以化为脓血，干姜之热既善祛寒，干姜之辛又善开瘀也。用粳米者，以其能和脾胃，兼能利小便，亦可为治下利不止者之辅佐品也。

或问：大便下脓血之证，多因于热，此证即为少阴中寒证，何亦下脓血乎？答曰：提纲之后，曾引王氏一段疏解，君所问之理，中已言明，若心中仍复游移不敢确信者，可举愚平素治验之案以征实之。

辽宁陆军连长何阁臣，年三十许，因初夏在郑州驻防，多受潮湿，下痢脓血相杂，屡治不愈。后所下者渐变紫色，有似烂炙，杂以脂膜，腹中切痛，医者谓此因肠中腐败，故所下如此，若不能急为治愈，则肠将断矣。何阁臣闻之惧甚，遂乘火车急还辽宁，长途辛苦，至家病益剧，下痢无度[1]，而一日止食稀粥少许。时愚应辽宁军政两界之聘，在所建立达医院中施诊。阁臣遂来院求为诊治，其脉微弱而沉，左三部几不见，问其心中自觉饮食不能消化，且觉上有浮热，诸般饮食皆懒下咽，下痢一昼夜二十余次，每欲痢时，先觉腹中坠而且疼，细审病因，确系寒痢无疑，其所下者如烂炙，杂以脂膜者，是其肠中之膜，诚然腐败随痢而下也。西人谓此证为肠溃疡，乃赤痢之坏证，最为危险，所用之药有水银基制品，而用于此证实有不宜。即愚平素所遇肠溃疡证[2]，亦恒治以金银花、旱三七、鸦胆子诸药，对于此证亦不宜。盖肠溃疡证多属于热，而此证独属于寒，此诚肠溃疡证之仅见者也。遂俾用生硫黄细末，掺熟面少许为小丸，又重用生山药、熟地黄、龙眼肉，煎浓汤送服，连服十余剂，共服生硫黄二两半日服药一剂，头煎、次煎约各送服生硫黄八分许，其痢始愈。

按：此证脉微弱而沉，少阴之脉也，下者如烂炙兼脂膜，较下脓血为尤甚矣。使其初得下脓血时，投以桃花汤不即随手可愈乎？乃至病危已至极点，非桃花汤所能胜任，故仍本桃花汤之义，以硫黄代干姜[3]上焦有浮热者忌干姜不忌硫黄，用生山药、熟地黄、龙眼肉以代石脂病人阴虚，石脂能固下不能滋阴，山药诸药能固下兼能滋阴，

[1] 前第五期第五卷《〈伤寒论〉少阴篇桃花汤是治少阴寒痢非治少阴热痢解》一文的两个治例之一，与此例相同。

[2] 所谓肠溃疡，即目前所说的"慢性非特异性溃疡性结肠炎"。

[3] 张锡纯本桃花汤之义，变通经验方，可师可法。

如此变通，仍不失桃花汤之本义，是以多服十余剂亦能奏效也。至此节之下节，下利不止，下脓血，又添腹痛，小便不利证，亦桃花汤主之。盖小便不利因寒者亦恒有之，故投以桃花汤亦能愈也。

少阴病吴茱萸汤证

《伤寒论》原文：**少阴病，吐利，手足厥冷，烦躁欲死者，吴茱萸汤主之。**（309）

柯韵伯曰：少阴病，吐利、烦躁、四逆者死。四逆者四肢厥冷兼臂、胫而言也，此云手足是指掌而言，四肢之阳犹在也。

【吴茱萸汤】 吴茱萸一升，汤洗七遍　人参三两　生姜六两，切　大枣十二枚，擘　上四味，以水七升，煮取二升，去滓，温服七合，日三服。

陈古愚曰：师于不治之证，不忍坐视，专求阳明是得绝处逢生之妙[1]，所以与通脉四逆汤、白通加猪胆汁汤三方鼎峙也。论云，食谷欲呕者属阳明也，吴茱萸汤主之。又云，干呕吐涎沫头痛着，吴茱萸汤主之。此阳明之正方也。或谓吴茱萸降浊阴之气为厥阴专药，然温中散寒，又为三阴并用之药，而佐以人参、姜、枣，又为胃阳衰败之神方也[2]。

周伯度曰：吴茱萸树高丈余，皮青绿色，结实梢头。其气臊，故得木气多而用在于肝。叶紫、花紫、实紫，紫乃水火相乱之色。实熟于季秋，气味苦辛而温性且烈，是于水火相乱之中，操转旋拨乱之权，故能入肝伸阳戢阴而辟寒邪。味辛则升，苦则降，辛能散，苦能坚，亦升亦降，亦散亦坚，故上不至极上，下不至极下，第为辟肝中之寒邪而已。食谷欲呕者，肝受寒邪上攻其胃，不食谷则肝气犹舒，食谷则肝不能容而欲呕，与胃虚之有反胃迥殊，故非吴茱萸汤不治。夫肝邪上攻，则胃病为木乘土，下迫则肾病为子传母，迫子传母则吐利交作，而不止一吐矣，少阴自病下利已耳，未必兼吐，吐而利矣，未必兼逆冷烦躁吐利，而且手足逆冷

[1] 吴茱萸汤"为胃阳衰败之神方"，如此"绝处逢生"之经验应高度重视。

[2] 吴茱萸辛苦味重，善于下泄，能下三阴之逆气。诸温性药其味多辛，而吴茱萸性温味辛且苦是其特点。

烦躁欲死，非肝邪盛极而何！此时疗之，舍吴茱萸汤亦别无他法也[1]。

按：上两节之议论，一主胃，一主肝。究之吴茱萸汤之实用，乃肝胃同治之剂也。至于此证烦躁欲死，非必因肝邪盛极，实因寒邪阻塞而心肾不交也。盖人心肾之气，果分毫不交，其人即危不旋踵，至于烦躁欲死，其心肾几分毫不交矣。夫心肾之所以相交者，实赖脾胃之气上下通行，是以内炼家以肾为婴儿，心为姹女，婴儿姹女相会，必赖黄婆为媒，黄婆者脾胃也。是以少阴他方中皆用干姜，而吴茱萸汤中则重用生姜至六两，取其温通之性，能升能降生姜善发汗，是其能升；善止呕吐，是其能降，以开脾胃凝滞之寒邪，使脾胃之气上下通行，则心肾自能随脾胃气化之升降而息息相通矣。

少阴病苦酒汤证

《伤寒论》原文：**少阴病，咽中伤，生疮，不能语言，声不出者，苦酒汤主之**。（312）

王和安曰：此西人所谓扁桃炎也。扁桃在咽喉两旁，中有缩筋，食物入咽，即以收缩作用，压迫食物下咽，同时收提气管，免食物窜入。扁桃体内有分泌腺，由少阴经从心系上夹咽之脉，下通心肾，平人肾脏真气含液循经达咽，由扁桃腺分泌而出，咽润则食管滑利易于下食，咽润则声带得其滋养而发声清彻。今少阴心热上迫，则扁桃体肿大而喉塞，气不得出，扁桃之分泌失职，声带枯梗，不能语言，久则瘀血结合热力，胀裂脉管腺管，腐化脓臭，则成喉痈，其因误食渣滓而刺伤者，亦与喉痈同例。

【苦酒汤】 半夏洗，破如枣核，十四枚　鸡子一枚，去黄，内上苦酒，着鸡子壳中　上两味，纳半夏苦酒中，以鸡子壳置刀环中，安火上，令三沸，去滓，少少含咽之。不瘥，更作三剂。

按：苦酒即醋也，《论语》又名为醯（xī，醋）。又方中枣核当作枣仁，不然，破半夏如枣核大十四枚，

[1]《伤寒论》吴茱萸汤证共3条：一为阳明病"食谷欲呕"（243）；一为"少阴病，吐利，手足逆冷，烦躁欲死"（309）；一为"干呕，吐涎沫，头痛"（378）。这三条证候虽然有所不同，但阴寒内盛、浊阴上逆的病机是一致的，所以均治以吴茱萸汤。

即鸡子空壳亦不能容，况鸡子壳中犹有鸡子清与苦酒乎？古用半夏皆用生者，汤洗七次即用，此方中半夏宜用生半夏先破之，后用汤洗，始能洗出毒涎。

唐容川曰：此节所言生疮，即今之喉痛、喉蛾，肿塞不得出声，今有用刀针破之者，有用巴豆烧焦烙之者，皆是攻破之法，使不壅塞也。仲景用生半夏正是破之也，余亲见治重舌敷生半夏立即消破，即知咽喉肿闭亦能消而破之矣[1]。且半夏为降痰要药，凡喉肿则痰塞，此仲景用半夏之妙正是破之又能去痰，与后世刀针、巴豆等法较见精密，况兼蛋清之润、苦酒之泄，真妙法也。

少阴病白通汤证及白通加猪胆汁汤证

《伤寒论》原文：**少阴病，下利，白通汤主之。**（314）

【白通汤方】 葱白四茎　干姜一两　附子一枚，生用，去皮，破八片　上三味，以水三升煮取一升，去滓，分温再服。

下利固系少阴有寒，然实与脾胃及心脏有关，故方中用附子以暖肾，用干姜以暖脾胃，用葱白以通心肾之气，即引心君之火下济天道下济而光明，以消肾中之寒也。

《伤寒论》原文：**少阴病，下利，脉微者[2]，与白通汤。利不止，厥逆无脉，干呕烦者，白通加猪胆汁汤主之。服汤，脉暴出者死，微续者生。**（315）

【白通加猪胆汁汤方】 葱白四茎　干姜一两　附子一枚，生用，去皮，破八片　人尿五合　猪胆汁一合　上五味，以水三升，煮取一升，去滓，纳胆汁、人尿，和令相得，分温再服。若无胆，亦可用。

张令韶曰：脉始于足少阴肾，主于手少阴心，生于足阳明胃。少阴下利脉微者，肾中之生阳不升也，与白通汤以启下陷之阳，若利不止，厥逆无脉，干呕烦者，心无所主，胃无所生，肾无所始也。白通汤三面俱到，加猪胆汁、人尿，调和后入，生气俱在，为效倍速，苦咸合为一家，入咽之顷，苦先入心，即随咸味而直交于肾，肾得心君之助，则生阳之气升。又有附子在下以启之，干姜从中以接之，葱白在上以通之，利止厥回，不烦不呕，脉可微续，危证必仗此大力也。若服此汤后，脉不微续而暴出，灯光回焰，药亦无如之何矣。

按：此节较前节所言之病为又重矣。而于白通汤中加人尿、猪胆汁，即可挽回者，此中原有精微之理在也。人尿原含有脏腑自然之生气，愚友毛仙阁之侄病霍乱，六脉皆闭，两目已瞑，气息已无，舁诸床上，仙阁以手掩其口鼻觉仿佛仍有呼吸，灌水少许，似犹知下咽。乃急用现接之童便，和朱砂细末数分灌之，须臾顿醒，则人尿之功效可知矣[1]。

至于猪胆汁，以人之生理推之，原少阳相火之所寄生，故其味甚苦，此与命门相火原有先后天之分，当此元阳衰微、命门相火将绝之时，而以后天助其先天，西人所谓脏器疗法也。且人尿与猪胆汁之性皆凉，加于热药之中以为引导，则寒凉凝聚之处自无格拒，此又从治之法也。

其脉暴出者，提纲中以为不治，以其将脱之脉象已现也。而愚临证数十年，于屡次实验中，得一救脱之圣药，其功效远过于参芪，而自古至今未有发明，其善治脱者，其药非他，即山萸肉一味大剂煎服也[2]。盖无论上脱、下脱、阴脱、阳脱，奄奄一息，危在目前者，急用生净萸肉药局中恒有将酒浸萸肉蒸熟者，用之无效三两，急火煎厚汁一大碗，连连温饮之，其脱即止，脱回之后，再用萸肉二两，生怀山药一两，真野台参五钱，煎汤一大碗，复徐徐温饮之，暴脱之证约皆可救愈。想此节所谓脉暴出者用之亦可愈也。夫以愚之管窥蠡测，较之仲师何异荧火之比皓月！然吾人生古人之后，贵发古人所未发，不可以古人之才智囿我，实贵以古人之才智启我，然后能于医学有进步也。

[1] 童便具备春生灵动之气，扶危救困，古人常用之。于危急之病，仓促之间无药可用者，童便可以救急！治例经验可以借鉴。

又，吐血危症，童便亦有专功。

[2] 张锡纯用山萸肉经验，诚为可贵。他在第四期第二卷《山萸肉解》总结说："大能收敛元气，振作精神，固涩滑脱。"附案十几例，述说多种病因所致暴脱之证，以山萸肉单方，或以之为主的复方救急固脱，具有转危为安之良效。学者当重视之。

少阴病真武汤证

《伤寒论》原文：**少阴病，二三日不已，至四五日，腹痛，小便不利，四肢沉重疼痛**[1]**，自下利者，此为有水气。其人或咳，或小便利，或下利，或呕者，真武汤主之。**（316）

【真武汤方】 茯苓三两　芍药三两　生姜三两，切白术二两　附子一枚，炮、去皮，破八片　上五味，以水八升，煮取三升，去滓，温服七合，日三服。若咳者，加五味子半升，细辛、干姜各一两；若小便利者，去茯苓；若下利者，去芍药，加干姜二两；若呕者，去附子，加生姜，足前成半斤。

罗东逸[2]曰：真武者，北方司水之神也，以之名汤，藉以镇水之义也。夫人一身制水者脾，主水者肾也。肾为胃关，聚水而从其类，倘肾中无阳，则脾之枢机虽运，而肾之关门不开，水即欲行以无主制，故泛溢妄行而有是证也。用附子之辛温，壮肾之元阳，则水有所主矣。白术之温燥，创建中土，则水有所制矣。生姜之辛散，佐附子以补阳，于补水中寓散水之意。茯苓之渗淡，佐白术以建土，于制水中寓利水之道焉。而尤重在芍药之苦降，其旨甚微。盖人身阳根于阴，若徒以辛热补阳，不少佐以苦降之品，恐真阳飞越矣。芍药为春花之殿，交夏而枯，用之以亟收散漫之阳气而归根。下利减芍药者，以其苦降涌泻也；加干姜者，以其温中胜寒也。水寒伤肺则咳，加细辛、干姜者，胜水寒也；加五味子者，收肺气也。小便利者，去茯苓，恐其过利伤肾也。呕者，去附子倍生姜，以其病非下焦，水停于胃，所以不须温肾以行水，只当温胃以散水，且生姜功能止呕也。

少阴病通脉四逆汤证

《伤寒论》原文：**少阴病，下利清谷，里寒外热，手足厥逆，脉微欲绝，身反不恶寒，其人面赤色，腹痛，或干呕，或咽痛，或利止脉不出者，通脉四逆汤主**

[1] 真武汤证与附子汤证皆为少阴病阳虚，皆表现身痛，而真武汤证之"四肢沉重疼痛"，为阳虚而水寒之气外攻于表；附子汤证之"身体痛，手足寒，骨节痛"，为阳虚而不能温煦四肢体表。两方用药，皆用炮附子、茯苓、白术、芍药，唯真武汤用生姜助附子温散水气，附子汤用人参助附子补益阳气。

[2] 罗东逸：罗美，字淡生，号东逸，清代医家，著《内经博议》《古今名医方论》《古今名医汇萃》等。

之。（317）

【通脉四逆汤】 甘草二两，炙　附子大者一枚，生用，去皮，破八片　干姜三两，强人可四两　上三味，以水三升，煮取一升二合，去滓，分温再服。其脉即出者愈非若暴出者之自无而忽有、既有而仍无，如灯火之回焰也。面赤色者，加葱九茎。腹中痛者，去葱，加芍药二两。呕者，加生姜二两。咽痛者，去芍药，加桔梗一两。利止脉不出者，去桔梗，加人参二两。病皆与方相应者，乃服之。

按：太阳篇四逆汤中干姜两半，以治汗多亡阳之证。至通脉四逆汤药味同前，惟将干姜加倍，盖因寒盛脉闭，欲藉辛热之力开凝寒以通脉也。面赤者加葱九茎权用粗葱白切上九寸即可，盖面赤乃阴寒在下，逼阳上浮，即所谓戴阳证也，加葱以通其上下之气，且多用同于老阳之数，则阳可下归其宅矣。而愚遇此等证，又恒加芍药数钱，盖芍药与附子并用，最善收敛浮越之元阳下降也[1]。

《金鉴》注曰：论中扶阳抑阴之剂，中寒阳微，不能外达，主以四逆；中外俱寒，阳气虚甚，主以附子；阴盛于下，格阳于上，主以白通；阴盛于内，格阳于外，主以通脉。是则可知四逆运行阳气者也；附子温补阳气者也；白通宣通上下之阳者也；通脉通达内外之阳者也[2]。今脉微欲绝，里寒外热，是肾中阴盛，格阳于外，故主之也。倍干姜加甘草佐附子，易名通脉四逆汤者，以其能大壮元阳，主持中外，共招外热返之于内。盖此时生气已离，亡在俄顷，若仍以柔缓之甘草为君，何能疾招外阳？故易以干姜，然必加甘草、干姜等分者，恐涣漫之余，姜附之猛不能安养元气，所谓有制之师也。若面赤者加葱以通格上之阳，腹痛者加芍药以和在里之阴，呕逆者加生姜以止呕，咽痛者加桔梗以利咽，利止脉不出气少者俱倍人参以生元气而复脉也。

按：通脉四逆汤，方中甘草亦有作三两者，故鉴注云云。

[1] 通脉四逆汤与四逆汤药味完全相同，只是干姜、附子的用量较大，温阳祛寒之力更强。
据方后加减法及名医经验，该方应加上两味药：一是大补元气的人参，一是通阳破阴的葱白，其回阳复脉之功与通阳救逆之力才更加切实。

[2] 此论四逆汤、附子汤、白通汤、通脉四逆汤等四方证不同病机以及四方功效之鉴别。言简意赅，切中要点。

少阴病大承气汤证

《伤寒论》原文：**少阴病，自利清水，色纯青，心下必痛，口干燥者，急下之，宜大承气汤。**（321）

按：此证乃伏气之热窜入肝肾二经也。盖以肾主闭藏，肝主疏泄，肾为二便之关，肝又为肾行气，兹因伏气之热，窜入肾兼窜入肝，则肝为热助、疏泄之力太过，即为肾行气之力太过，致肾关失其闭藏之用，而下利清水。且因肝热而波及于胆，致胆汁因热妄行，随肝气之疏泄而下纯青色之水。于斯肾水因疏泄太过而将竭，不能上济以镇心火，且肝木不得水气之涵濡，则在下既过于疏泄，在上益肆其横恣，是以心下作痛、口中干燥也。此宜急下之，泻以止泻，则肾中之真阴可回，自能上济以愈口中干燥、心下作痛也。

张拱端曰：民国十五年秋季，发生痢疾，见有一男子得痢，利时极其闭迫后重，惟利下清水色青无脓血。医者均作痢疾治之不效，余治亦不效，数日即死。后阅至此条，始知为少阴急下之证，最为恶候，非秋痢也。其于秋时常痢中，单现一少阴急下之特别下利甚矣，医之难于知病也。

按：少阴病纯下青色之水，愚亦未见，然观张氏所遇之证，治以他药皆不愈，则宜以大承气汤下之无疑矣。且此节之前有"少阴病得之二三日，口燥咽干者，急下之，宜大承气汤"及后节"少阴病六七日，腹胀不大便者，急下之，宜大承气汤"，想此二节，仲师亦皆言急下，若不急下，当亦若纯下青水者，其危险即在目前。若仲师者，宜其为医中之圣也。

按：方书有奇恒痢，张隐庵谓系三阳并至，三阴莫当，九窍皆塞，阳气旁溢，咽干喉塞，痛并于阴，则上下无常，薄为肠澼，其脉缓小迟涩，血温身热者死，热见七日者死。盖因阳气偏盛，阴气受伤，是以脉小迟涩，此证宜急用大承气汤泻阳养阴，缓则无效。夫奇恒痢病，未知所下者奚似，而第即其脉象缓小迟涩，固与少阴病之脉微细者同也。其咽干喉塞，痛并于阴，又与此节之心下痛、口中干燥者同也。隐庵谓宜急服大承气汤，又与此节之急下之宜大承气者同也。是奇恒痢者，不外少阴下利之范围，名之为奇恒痢可也，名之为少阴下利亦无不可也[1]。

《伤寒论》原文：**少阴病，下利，脉微涩，呕而汗出，必数更衣，反少者，当温其上，灸之**注家谓：宜灸百会穴。（325）

张拱端曰：此节言少阴为阴阳气血所资生，其生由下而上，以结少阴全篇之义。经云少阴为枢，是言少阴之阴阳水火循环相生，以少阴为枢纽也。其阴中潜阳，阳中潜阴，上火下水是其体，水火相衔是其用，于卦为坎离，于人身属先天后天，造化寄在坎离，故又为阴阳所资始，气血所资生，而其资始资生，悉由下而上，犹水气腾而为云，云行雨施，而后品物流行也。仲师以下利反少，为阳复于下，取灸之，引生气上行以结全篇[2]之义，此理放之则弥六合，卷之则退藏于密，非常人所易窥测也。

按语：《伤寒论》有少阴病急下三证（320条、321条、322条），并有阳明病急下三证（252条、253条、254条）。阳明病急下三证，为邪热亢盛，不急下，则邪热伤阴也；少阴急下三证，为少阴本虚，复感邪热，结聚阳明，邪热不除，更伤阴液，故亦急下之为上策。

阳明急下证与少阴急下证的病机虽然有所不同，而皆应用大承气汤急下存阴之法则一。

阳明三急下证由于明确提出了"阳明病"，较易理解。少阴三急下证，没有提到阳明，而且叙证简略，因而古今医家认识不一。二者不同之处可归纳为如下三点：①从体质而言，前者为"肾水素亏"（吴谦）；后者为素体强壮，或本有阳明素疾。②从病因而言，前者原有"伏气之发于少阴"（张璐），"为少阴伏热内发之温病"（章楠），因其蕴热日久，伤及肾水，是"水干则土燥"的因果关系；后者则是伤寒传经热邪转属阳

[1] 大承气汤证少阴下利为热结旁流，不必勉强名之奇恒痢。

[2] 此条为"辨少阴病脉证并治"最后一条。

明，或阳明本经自病。③从证候而言，前者是真阴涸竭之真虚与阳明腑实之真实的舌、脉、症兼见；后者必以阳明燥实证候为主。后世温病学家创制的增液承气汤等诸虚实兼顾的承气汤方，是对医圣下法思想的发展。

厥阴病提纲及意义

传经之次第[1]，由少阴而厥阴。厥阴者，肝也，肝为厥阴之府，而肝膈之下垂，与包肾之脂膜相连者，即厥阴之经也。为其经与少阴经之脂膜相连，是以由少阴可传于厥阴。厥者逆也，又尽也，少阴自少阳、太阴传来，而复逆行上传于肝，且经中气化之相传至此，又复阴尽而阳生也，是以名为厥阴也。

《伤寒论》原文：**厥阴之为病，消渴，气上撞心，心中疼热，饥而不欲食，食则吐蛔，下之利不止。**（326）

《内经》谓："厥阴之上，风气主之，中见少阳。"[2]少阳者，肝中所寄之少阳相火也。为肝中寄有相火，因外感之激发而暴动，是以消渴。相火挟肝气上冲，是以觉气上撞心，心中疼且热也。凡人之肝热者，胃中亦恒有热，胃中有热能化食，肝中有热又恒欲呕，是以饥而不欲食。至于肠中感风木兼少阳之气化，原能生蛔，因病后懒食，肠中空虚，蛔无所养，偶食少许，蛔闻食味则上来，是以吐蛔也。至误下之利不止者，因肝受外感正在不能疏泄之时经谓肝主疏泄，适有降下之药为向导，遂至为肾过于行气肝行肾之气而疏泄不已。

厥阴病乌梅丸证

《伤寒论》原文：**伤寒脉微而厥，至七八日肤冷，其人躁无暂安时者，此为脏厥，非蛔厥也。蛔厥者，其人当吐蛔。今病者静，而复时烦者，此为脏寒。蛔上入膈，故烦，须臾复止，得食而呕，又烦者，蛔闻食臭出，其人当自吐蛔。蛔厥者，乌梅丸主之。又主**

[1] 六经传经之次第不可拘泥，拘泥则不切实际也。

[2]《素问·六微旨大论》曰："厥阴之上，风气治之（《素问·天元纪大论》曰：'厥阴之上，风气主之……'），中见少阳……"王冰注："厥阴东方木，故上风气治之。与少阳合，故风气之下，中见少阳也。"

久利。（338）

陈修园曰：此借少阴之脏厥托出厥阴之蛔厥，是明托法。节末补出又主久利四字，言外见本经厥利相因，取乌梅丸为主，分之为蛔厥一证之专方，合之为厥阴各证之总方，以主久利[1]，而托出厥阴之全体，是暗托法。以厥阴证非厥即利，此方不特可以治厥，而并可以治利。凡阴阳不相顺接，厥而下利之证，亦不能舍此而求方。又凡厥阴之变证不一，无论见虫不见虫，辨其气化不拘形迹，皆可统以乌梅丸主之。

【乌梅丸方】 乌梅三百枚　细辛六两　干姜十两黄连十六两　当归四两　附子六两，去皮，炮　蜀椒四两，炒出汗　人参六两　黄柏六两　桂枝六两，去皮　上十味，异捣筛，合治之，以苦酒渍乌梅一宿，去核，蒸之五升米下，饭熟，捣成泥，和药令相得，内臼中，与蜜杵二千下，丸如梧桐子大，先食饮服十丸，日三服，稍加至二十丸。禁生冷、滑物、臭食等。

陈元犀[2]曰：通篇之眼目，在"此为脏寒"四字[3]。言见证虽有风木为病，相火上攻，而其脏则为寒，何也？厥阴为三阴之尽也，《周易》震卦，一阳居二阴之下，为厥阴本象。病则阳逆于上，阴陷于下，饥不欲食，下之利不止，是下寒之确征也。消渴，气上撞心，心中疼热，吐蛔，是上热之确证也。方用乌梅，渍以苦酒，顺曲直作酸之本性，逆者顺之，还其所固有，去其所本无，治之所以臻于上理也。桂、椒、辛、附辛温之品，导逆上之火，以还震卦下一画之奇；黄连、黄柏苦寒之品，泻心胸之热，以还震卦上四画之偶；又佐以人参之甘寒，当归之甘温，干姜之辛温，三物合用，能令中焦受气取汁。而乌梅蒸于米下，服丸送以米饮，无非养中焦之法，所谓"厥阴不治，求之阳明"者此也。此为厥阴证之总方，注家第谓蛔得酸则静，得辛则伏，得苦则下，犹浅之乎测乌梅丸也。

按：厥阴一篇，病理深邃，最难疏解。注家以经文中有阴阳之气、不相顺接之语，遂以经解经，于四肢之

[1] 乌梅丸"以辛热甘温助脾胃之阳，而重用酸以平肝，佐苦寒泻火，因肝火中有相火故也"（章楠《伤寒论本旨》）。若肝热脾寒之寒热错杂证者，乌梅丸为专治之方；若久利，包括慢性肠炎、慢性非特异性溃疡性结肠炎等，具有肝热脾寒这一病机特点者，乌梅丸为主治良方。

[2] 陈元犀：清代医家陈修园之子。

[3] 脏寒：指肠寒。《黄帝内经》十二脏之说，并腑以言脏也。"蛔上其膈"的"膈"，应包括胆道与胃在内。蛔厥颇似胆道蛔虫病。该病主要临床表现为：剑突下或右上腹发生强烈阵发性绞痛，有钻顶感，或放射到右肩部，常伴有恶心、呕吐，吐出胆汁或蛔虫。这补充了原文隐而未言之证候。应当明确，《金匮要略》第19篇已指出"蛔虫之为病，令人吐涎，心痛，发作有时"等特点。

[1] 厥者成因，绝非一端，总结一下，厥阴病篇即有7种成因。详见按语。

厥逆，即以阴阳之气不相顺接解之，而未有深究其不相顺接之故，何独在厥阴一经者[1]？盖肝主疏泄，原为风木之脏，于时应春，实为发生之始。肝膈之下垂者，又与气海相连，故能宣通先天之元气，以敷布于周身，而周身之气化，遂无处不流通也。至肝为外感所侵，其疏泄之力顿失，致脏腑中之气化不能传达于外，是以内虽蕴有实热，而四肢反逆冷，此所谓阴阳之气不相顺接也。至于病多呕吐者，亦因其疏泄之力外无所泻，遂至蓄极而上冲胃口，此多呕吐之所以然也。又胃为肝冲激不已，土为木伤，中气易漓（lí，浅薄），是以间有除中之病。除中者，脾胃之气已伤尽，而危在目前也。至于下利亦未必皆因脏寒，其因伏气化热窜入肝经，遏抑肝气太过，能激动其疏泄之力上冲，亦可激动其疏泄之力下注以成下利，然所利者必觉热而不觉凉也。试举一治验之案以明之。

辽宁刘允卿，寓居天津，年近四旬，于孟秋得吐泻证，六日之间勺饮不存，一昼夜间下利二十余次，病势危急莫支。延为延医，其脉象微细，重按又似弦长，四肢甚凉，周身肌肤亦近于凉，而心中则甚觉发热，所下利者亦觉发热，断为系厥阴温病，在《伤寒论》中即为厥阴伤寒《伤寒论》开端处，曾提出温病，后则浑名之为伤寒。惟其呕吐殊甚，无论何药，入口即吐出，分毫不能下咽，实足令医者束手耳。因问之曰：心中既如此发热，亦想冰吃否？答曰：想甚，但家中人驳阻不令食耳。愚曰：此病已近垂危，再如此吐泻一昼夜，即仙丹不能挽回，惟用冰膏搀生石膏细末服之，可以止吐，吐止后泻亦不难治矣。遂立主买冰淇淋若干，搀生石膏细末两许服之，服后病见愈，可服稀粥少许，下利亦见少。翌日复为诊视，四肢已不发凉，身亦微温，其脉大于从前，心中犹觉发热，有时仍复呕吐。俾再用生石膏细末一两，搀西瓜中服之，呕吐从此遂愈。翌日再诊其脉，热犹未清，心中虽不若从前之大热，犹思食凉物，懒于饮食，其下利较前已愈强半。遂为开白虎加人参汤，方中生石膏用二两，野台参三钱，用生杭芍六钱以代知母，生山药六钱以代粳米，甘草则多用至四钱，又加滑石六钱，方中如此加减替代者，实欲以之清热，又欲以之止利也。俾煎汤两盅，分两次温饮下，病遂全愈。此于厥阴温病如此治法，若在冬令，遇厥阴伤寒之有实热者，亦可如此治法。盖厥阴一经，于五行属木，其性原温，而有少阳相火寄生其间，则温而热矣。若再有伏气化热窜入，以激动其相火，原可成极热之病也。夫石膏与冰膏、西瓜并用，似近猛浪，然以愚之目见耳闻，因呕吐不止而废命者多矣，况此证又兼下利乎？此为救人之热肠所迫，于万难挽救之中，而拟此挽救之奇方，实不暇计其方之猛浪也。若无冰膏、西瓜时，或用鲜梨切片，蘸生石膏细末服之，当亦不难下咽而止呕吐也。

按语： 第337条曰："凡厥者，阴阳气不相顺接，便为厥。厥者，手足逆冷是也。"这一条指出了厥证的主症特点和基本病机。厥证的具体病因病机及治疗方法，大论所述，可归纳为以下8个方面。

一是寒厥。由于阳气大虚，阴寒内盛，阳气不能温养四肢所致。治宜回阳救逆，如第353、354条四逆汤证。

二是热厥。由于热盛于内，阻遏了阳气，阳气不能达于四末所致。第335条曰"厥深者热亦深，厥微者热亦微"，并指出"厥应下之"。具体来说，无形邪热致厥，治宜清之，如第350条白虎汤证；有形燥屎致厥，治宜下之，以承气汤为主方。

三是阳厥。阳厥既非阳虚，又非热盛，而是阳气郁结，气郁不伸，阳气不能达于四末之故。治宜行气解郁，如第318条四逆散证。

四是血厥。由于血虚及气，气虚生寒，血气虚寒，不能温养四末之故。治宜养血温经，如第351条当归四逆汤证。

五是痰厥。由于痰实于心胸，阻隔了阳气，阳气不能达于四末之故。治宜涌吐痰涎，如第 355 条瓜蒂散证。

六是水厥。由于水饮停聚，阻碍了气血周流，阳气不能达于四末之故。治宜利水通阳，如本条茯苓甘草汤证。

七是蛔厥。由于蛔虫扰动，疼痛剧烈，血气逆乱而不能达于四末之故。治宜安蛔止痛，如第 338 条乌梅丸证。

八是脏厥。脏厥是在第 338 条附带论及的证候，是一种最危之病，不仅四肢厥冷，并且周身肤冷，危在旦夕，阳光欲熄矣！治以独参汤大补元气，或可抢救。

以上所述 8 种厥证，只有阳厥在少阴病篇，其余 7 种皆在厥阴病篇。总而言之，厥之证候，轻者手足厥寒，重者四肢厥冷，甚则周身肤冷。厥之病因，凡阳虚、阳郁、热盛、燥屎、血气不足、痰浊、水饮、蛔虫及食积等众多因素，皆可致厥。厥之病机，以"阴阳气不相顺接"，血气不能温养为基本病机。由于厥证的具体病因病机不同，其兼症及舌象、脉诊必然不同。总之，辨厥证要四诊合参，治厥证既要求因，又要求本。

厥阴病白虎汤证

《伤寒论》原文：**伤寒，脉滑而厥者，里有热，白虎汤主之。**（350）

太阳篇白虎汤证，脉浮滑是表里皆有热也。此节之白虎汤证，脉滑而厥，是里有热、表有寒也，此所谓热深厥深也。

愚遇此等证，恒先用鲜白茅根半斤[1]切碎，煮四五沸，取汤一大碗，温饮下，厥回身热，然后投以白虎汤，可免病家之疑，病患亦敢放胆服药。若无鲜茅根时，可以药局中干茅根四两代之。若不用茅根时，愚恒治以白虎加人参汤，盖取人参能助人生发之气，以宣通内热外出也。

[1] 前第四期第四卷《白茅根解》言其"最善透发脏腑郁热"，又曰"善利小便"。白茅根透热之功可治热厥。

厥阴病当归四逆汤及加吴茱萸生姜汤证

《伤寒论》原文：**手足厥寒，脉细欲绝者**[1]**，当归四逆汤主之。**（351）

若其人内有久寒者，宜当归四逆加吴茱萸生姜汤。（352）

沈尧封曰：叔和释脉法，细极谓之微，即此之脉细欲绝，即与脉微混矣。不知微者薄也，属阳气虚；细者小也，属阴血虚。薄者未必小，小者未必薄也。盖荣行脉中，阴血虚则实其中者少，脉故小；卫行脉外，阳气虚则约乎外者怯，脉故薄。况前人用微字，多取薄字意，试问"微云淡河汉"，薄乎？细乎？故少阴论中脉微欲绝，用通脉四逆主治，回阳之剂也；此之脉细欲绝，用当归四逆主治，补血之剂也[2]。两脉阴阳各异，岂堪混释？

【当归四逆汤方】 当归三两　桂枝三两，去皮　芍药三两　细辛三两　大枣二十五枚，擘　甘草二两，炙　通草二两　上七味，以水八升，煮取三升，去滓，温服一升，日三服。

【当归四逆加吴茱萸生姜汤方】 即前方加吴茱萸二升，生姜半斤切，以水六升、清酒六升和，煮取五升，去滓，分温五服。

王和安曰：厥阴经气来自足少阴经，宣于手太阴经，成循环不息之常度。若以血寒自郁于脏，脉象应有弦凝之征。今脉细欲绝，可知少阴经气来源先虚，及复本经受脏寒之感，则虚寒转甚，细而欲绝也。治以当归四逆汤，意在温肝通郁，而必以桂枝、白芍疏浚经气之源，细辛、通草畅达经气之流，内有凝寒，重加吴萸、生姜，温经通气，仍加入原方以全其用，解此，则治经气之定义可三反矣。

按语：临证以"手足厥寒"（冬季加重，多与体质有关）为主诉者就诊，诊之"脉细欲绝"者，治以当归四逆汤为主方，常取得疗效。还有，青年痛经患者，辨证为血虚寒凝，当归四逆汤为调经止痛良方。

[1] 成无己："脉细欲绝者，阴血内弱，脉行不利。"

[2] 尤在泾："手足厥寒，脉微欲绝者，阳之虚也，宜四逆辈；脉细欲绝者，血虚不能温养四末，并不能荣于脉中也……"

本方证是血虚及气，气虚生寒的血气虚寒证。"人之所有者，血与气耳"（《素问·调经论》）。"气主煦之，血主濡之"，血为物质，气为动力，血之与气，相互资生，相伴而行。病之始生，或先病于气，或先病于血；病之较久，则气病及血，血病及气，相互影响。故治法既应"治病必求于本"，又要标本兼治。当归四逆汤以和血治本为主，以温经通脉治标为助。"若其人内有久寒者，宜当归四逆加吴茱萸生姜汤"。所加二味药，以加强温通阳气之功。

厥阴病白头翁汤证

《伤寒论》原文：**热利下重者，白头翁汤主之。**（371）

【白头翁汤方】 白头翁二两　黄连三两　黄柏三两　秦皮三两　上四味，以水七升，煮取二升，去滓，温服一升。不愈，更服一升。

陈古愚曰：下重者，即《内经》所谓"暴注下迫，皆属于热"之旨也。白头翁临风偏静，特立不挠，用以为君者，欲平走窍之火，必先定摇动之风也[1]。秦皮浸水青蓝色，得厥阴风木之化，故用为臣；以黄连、黄柏为佐使者，其性寒能除热，其味苦又能坚也。总使风木遂其上行之性，则热利下重自除，风火不相煽而燎原，则热渴饮水自止。

《金鉴》注曰：三阴俱有下利证，自利不渴属太阴，自利渴属少阴。惟厥阴下利，属寒者，厥而不渴，下利清谷；属热者，消渴，下利后重，便利脓血。此热利下重，乃郁热奔逼广肠、魄门重滞难出。初痢用此法以寒治热，久痢则宜用乌梅丸，随所利而从治之，调其气使之平也。

按：白头翁一名独摇草，后世本草谓其无风自摇，有风反安然不动。愚初甚疑之，草木之中，何曾见有风不动，无风反自摇者乎？乃后登本邑古城址墓，见其背阴多长白头翁，细察其状，乃恍悟其亦名独摇草之所以然也。盖此物茎粗如箸，而高不盈尺，其茎四面生叶与艾叶相似，而其蒂则细而且软，微有风吹，他草未动而其叶已动，此其无风自摇也；若有大风，其茎因粗而且短，是以不动，而其叶因蒂细软顺风溜于一边，无自反之力，亦似不动，此所谓有风不动也。事非亲见，又安知本草之误哉？盖此物生冈阜之阴而性凉，原禀有阴性，而感初春少阳之气即突然发生，正与肝为厥阴，而具有升发之气者同也。为其与肝为同气，故能升达肝气，清散肝火，不使肝气挟热下迫以成下重也。且其头生白茸，叶上亦微有白毛，原兼禀西方之金气，故又善镇肝而不使肝木过于横恣也。至于又加连、柏、秦皮为

[1] 白头翁，《神农本草经》言其能"逐血止痛"；陶弘景谓其能"疗毒痢"。

之佐使，陈氏论中已详言其义，无庸愚之赘语也。

又按：白头翁汤所主之热利下重，当自少阴传来，不然则为伏气化热窜入厥阴[1]，其证虽热，而仍非外感大实之热，故白头翁汤可以胜任。乃有病在阳明之时，其病一半入府，一半由经而传于少阳，即由少阳入厥阴而为腑脏之相传。则在厥阴者既可成厥阴热利之下重，而阳明府中稽留之热，更与之相助而为虐，此非但用白头翁汤所能胜任矣。愚遇此等证，恒将白头翁、秦皮加于白虎加人参汤中，则莫不随手奏效也。

曾治一中年妇人，于孟春感冒风寒，四五日间延为延医。其左脉弦而有力，右脉洪而有力，舌苔白而微黄，心中热而且渴，下利脓血相杂，里急后重，一昼夜二十余次，即其左右之脉象论之，断为阳明、厥阴合并病。有一医者在座，疑而问曰：凡病涉厥阴，手足多厥逆，此证则手足甚温，何也？答曰：此其所以与阳明并病也，阳明主肌肉，阳明府中有热，是以周身皆热，而四肢之厥逆自不能于周身皆热时外现也。况厥阴之病，即非杂以阳明，亦未必四肢皆厥逆乎？医者深韪愚言，与病家皆求速为疏方，遂为立方如下：

生石膏三两，捣细　生杭芍八钱　生怀山药八钱　野台参四两　白头翁八钱　秦皮六钱　天花粉八钱　甘草三钱　上药八味，共煎三盅，分三次温饮下。

方中之义，是合白虎加人参汤与白头翁汤为一方[2]，而又因证加他药也。白虎汤中无知母者，方中芍药可代知母也。盖芍药既能若知母之退热滋阴，而又善治下利者之后重也。无粳米者，方中生山药可代粳米也，盖山药汁浆浓郁，既可代粳米和胃，而其温补之性，又能助人参固下也，至于白头翁汤中无黄连、黄柏者[3]，因与白虎汤并用，有石膏之寒凉，可省去连、柏也。又外加天花粉者，因其病兼渴，天花粉偕同人参最善生津止渴。将此药三次服完，诸病皆减三分之二。再诊其脉仍有实热未清，遂于原方中加滑石五钱，利其小便，正所以止其大便，俾仍如从前煎服，于服汤药之

[1]　"热利"是指湿热、疫毒所致的痢疾；下重即腹中急迫而肛门坠重。本方证必是便下脓血臭秽，痢下频作，肛门灼热，腹痛时甚，身热，脉弦数，舌鲜红，苔黄腻或黄燥，以及后文第373条所说的渴"欲饮水"。白头翁汤功能清热解毒、凉血止痢。白头翁汤为治热毒痢的专方，又为治阿米巴痢疾之特效方。

[2]　张锡纯经验方对热利之热盛者更加切合。

[3]　若为湿热痢疾，方中黄连、黄柏又当应用为好。

外，又用鲜白茅根半斤煎汤当茶，病遂全愈。

不分经之病烧裈散证、 理中丸证、 竹叶石膏汤证

伤寒病六经分治之外，又有不分经之病，附载于伤寒分经之后者，又宜择其紧要者，详为诠解，而后学治伤寒者，自能应变无穷也。

《伤寒论》原文：**伤寒阴阳易**[1]**之为病，其人身体重，少气，少腹里急，或引阴中拘挛，热上冲胸，头重不欲举，眼中生花，膝胫拘急者，烧裈散主之。**（392）

【烧裈散方】 妇人中裈近阴处，取烧作灰。

上一味，水服方寸匕，日三服，小便即利，阴头微肿，此为愈矣。妇人病，取男子裈，烧灰服。

张隐庵曰：裈裆，乃阴吹注精之的，盖取彼之余气，却彼之余邪，邪毒原从阴入，复使之从阴以出，故曰小便利、阴头微肿即愈。

王和安曰：人身正阳充满，气血盈溢，对于外邪富有抵抗力，诸邪莫入。交媾时冲任督三脉气血之一部顿虚，则有受邪之余地矣。伤寒新瘥人，病菌在气血者，虽多从表里汗下除去，而潜于骨髓者无由发泄，必俟正气充盈，以白血球捕菌之力，久久搜捕而排泄之，菌邪乃尽。新瘥之人，骨髓中未泄之菌欲泄不能，必乘交媾时以灵能作用随精发泄，此时乘彼交媾，人三脉顿虚，注射而入，其人虚气被郁，自身重少气。膜中寒燥，自少腹里急，牵引阴筋为之拘挛。脉中郁热积盛上浮，循冲由前上胸，为热上冲胸。循督由后上脑，为头重不举，眼中生花。其循任脉由内上心为烦，上口为疮者较少，以任脉血下行稍资敌御，不如冲督之精血上行之势顺也。但以邪集少腹，郁阻任脉血，不能下行温足，必渐至膝胫拘急。此时治法，应审三脉，菌集孰多，郁热孰甚，谅以鹿角治督、黄柏治冲、龟板通任，阴挛加荔核、川楝，筋结加羚羊、犀角，膝胫拘急、眼中生花加牛膝、杏仁，于清热解郁中，加苁蓉、车前、土茯苓等利窍，引毒从前阴去。此云烧裈散主之，以裈近阴处，

《医学衷中参西录》临证助读系列 伤寒论分册

[1] 阴阳易：指大病新瘥，尚有余热，男女交接后引起的病证。阴阳是代表男女两性，双方性交，男病传不病之女，女病传不病之男，故曰"易"。易者，就是交换，传给了对方。

常有余精流著，取之以烧灰入药，可引药力直达精所，泄菌出自前阴，犹治血热用尿，可引药力直达血分，引热泄于尿窍也。陈修园谓治此证以大剂加入烧裈散易效，诚善读圣书也[1]。

按：王氏之论甚精细，其论用药处亦佳，然愚对于此证，又另有作引之药，可与烧裈散并用，其药非他，血余炭是也。盖血余原心血所生，为炭服之能自还原化，此证以之作引，有以心济肾之义也。且其性又善利小便，更可引阴中所受之邪自小便出也。

《伤寒论》原文：**大病瘥后，喜唾，久不了了者，胸上有寒，当以丸药温之，宜理中丸。**（396）

【理中丸方】 人参 甘草 白术 干姜各三两 上四味，捣筛，蜜和丸如鸡子黄许大，以沸汤数合和一丸，研碎，温服之，日三服、夜二服，腹中未热，益至三四丸，然不及汤。汤法：以四物依两数切，用水八升，煮取三升，去滓，温服一升，日三服。若脐上筑者，肾气动也，去术，加桂四两。吐多者，去术，加生姜三两。下多者，还用术。悸者，加茯苓二两。渴欲饮水者，加术足前成四两半。腹中痛者，加人参足前成四两半。寒者，加干姜足前成四两半。腹满者，去术，加附子一枚。服汤后如食顷，饮热粥一升许，微自温，勿发揭衣被[2]。

此病时服凉药太过，伤其胃中之阳[3]，致胃阳虚损不能运化脾脏之湿，是以痰饮上溢而喜唾，久不了了也。故方中用人参以回胃中之阳，其补益之力，且能助胃之蠕动加数，自能运化脾中之湿使之下行。而又辅以白术，能健脾又能渗湿。干姜以能暖胃又能助相火以生土。且又加甘草以调和诸药，使药力之猛者，得甘草之缓而猛力悉化；使药性之热者，得甘草之甘而热力愈长也。至于方后诸多加减，又皆各具精义，随诸证之变化，而遵其加减诸法，用之自能奏效无误也。

《伤寒论》原文：**伤寒解后，虚羸少气，气逆欲吐者，竹叶石膏汤主之。**（397）

【竹叶石膏汤方】 竹叶二把 石膏一斤 半夏半升，

[1] 阴阳易之为病，骤虚应峻补之，郁热应清泻之。王和安处方，补泻兼施，可以参考。烧裈散一方，古代临床确有作"引药"用之者。

[2] 理中丸为一方二法，既可制成丸剂，亦可煎汤。病情缓而需久服者，可用丸；病势急或服丸剂效果不佳者，当用汤。理中汤于《金匮要略》第9篇又名人参汤（其甘草为生用），主治虚寒性胸痹。

[3] 关于本条大病差后"胸上有寒"之成因，注家有不同解读，有的认为"素禀"使然，有的认为过用"凉药"所致。联系临床，上述两种成因，或为其一，或兼而有之。

[1] 笔者曾撰"《<伤寒论>中有"温病"论》一文（发表在《北京中医药大学学报》2011年第2期），深入探讨了大论中有关温病证治。

关于后世温病学说与《伤寒论》的关系，历代医家进行了长期的深入求索。在六经病脉证并治的381条内容之中，明确提到"温病"之名及其证候者，只有第6条，而虽无温病之名，却有温病之实的条文还有不少。这些内容有待深入研究，并应与后世温病学说联系起来研究，以利发掘和提高。现代名医洪子云说得好："业伤寒者，必熟温病；专温病者，必通伤寒。"（《名老中医之路》第253页）

[2] 此感冒之轻者，伤风也。

洗　麦门冬一升　人参二两　甘草二两，炙　粳米半升

上七味，以水一斗，煮取六升，去滓，纳粳米，煮米熟汤成去米，温服一升，日三服。

前节是病时过用凉药，伤其阳分；此节是病时不能急用凉药以清外感之热，致耗阴分。且其大热虽退，仍有余热未清，是以虚羸少气、气逆欲吐，此乃阴虚不能恋阳之象，又兼有外感之余热为之助虐也。故方中用竹叶、石膏以清外感之热，又加人参、麦冬协同石膏以滋阴分之亏，盖石膏与人参并用，原有化合之妙，能于余热未清之际立复真阴也。用半夏者，降逆气以止吐也。用甘草、粳米者，调和胃气以缓石药下侵也。自常情观之，伤寒解后之余热，何必重用石膏，以生地、玄参、天冬、麦冬诸药，亦可胜任，然而甘寒留邪，可默酿痨瘵之基础，此又不可不知也。

按语：病后调养要注重保精、节劳、养胃、慎药，既要补益已虚之正气，又要去除未尽之邪气，并应注重"损谷则愈"等善后护理。

温病遗方

《伤寒论》中原有温病，浑同于六经分篇之中，均名之为伤寒，未尝明指为温病也[1]。况温病之原因各殊，或为风温，或为湿温，或为伏气成温，或为温热，受病之因既不同，治法即宜随证各异。有谓温病入手经不入足经者，有谓当分上中下三焦施治者，皆非确当之论，斟酌再四，惟仍按《伤寒论》六经分治乃为近是。

太阳经有未觉感冒，身体忽然酸软，懒于动作，头不疼，肌肤不热，似稍畏风，舌似无苔而色白，脉象微浮，至数如常者，此乃受风甚轻[2]，是以受时不觉也，宜用轻清辛凉之剂发之。

【处方】薄荷叶三钱　连翘三钱　大葱白三寸　上药三味，共煎汤七八沸，取清汤一大盅温服下，周身得汗即愈。薄荷之成分，含有薄荷脑，辛凉芬芳，最善透

窍[1]，内而脏腑，外而皮毛，凡有风邪匿藏，皆能逐之外出，惟其性凉，故于感受温风者最宜。古原名苛，古人少用之，取其苛辣之味以调和菜蔬，是以当汉季时，犹不知以之入药，是以《伤寒论》诸方未有用薄荷者。自后世观之，不知论世知人，转谓仲师方中不用薄荷，是薄荷原非紧要之药。不然则谓薄荷原系辛凉之品，宜于温病而不宜于伤寒者，皆非通论也。惟煮汤服之，宜取其轻清之气，不宜过煎过煎即不能发汗，是以以之煎汤，只宜七八沸。若与难煎之药同煎，后入可也。连翘为轻清宣散之品，其发汗之力不及薄荷，然与薄荷同用，能使薄荷发汗之力悠长曾治一少年受感冒，俾单用连翘一两，煮两汤服之，终宵微汗不竭，病遂愈，其发汗之力和缓兼悠长可知。葱之形中空，其味微辣微苦，原微具发表之性，以旋转于营卫之间，故最能助发表之药以调和营卫也。

有受风较重，不但酸软懒动，且觉头疼，周身骨节皆疼，肌肤热，不畏风，心中亦微觉发热，脉象浮数似有力，舌苔白厚，宜于前方中去葱白，加天花粉八钱以清热，加菊花二钱以治头疼，惟煎汤时薄荷宜后入。

有其人预有伏气化热，潜伏未动，后因薄受外感之触动，其伏气陡然勃发，一时表里俱热，其舌苔白厚，中心似干，脉象浮而有洪象，此其病虽连阳明而仍可由太阳汗解也。

【处方】 生石膏一两，捣细 天花粉一两 薄荷叶钱半 连翘钱半[2] 上药四味，煎汤一大盅，温服得汗即愈，薄荷叶煎时宜后入。

或问：此方重用石膏、花粉，少用薄荷、连翘，以为发表之剂，特恐石膏、花粉监制薄荷、连翘太过，服后不能作汗耳。答曰：此方虽为发表之剂，实乃调剂阴阳，听其自汗，而非强发其汗也。盖此证原为伏气化热，偶为外感触动，遂欲达于表而外出，而重用凉药与之化合，犹如水沃冶红之铁，其蓬勃四达之热气原难遏

[1] 此治温病卫分证辛凉清透之方法。通读叶天士《外感温热论》，认真总结其证治规律可知，其卫气营血证治，都贯彻一个"透"字。

[2] 此方清热透邪，师白虎汤之法，非白虎汤之方也。

医学衷中参西录第七期第四卷

137

抑，而复少用薄荷、连翘，为之解其外表之阻隔，则腹中所化之热气，自夺门而出作汗而解矣。且此等汗，原不可设法为之息止，虽如水流漓而断无亡阴、亡阳之虞，亦断无汗后不解之虞。此方原与拙拟寒解汤[1]相似

寒解汤：生石膏一两，知母八钱，连翘、蝉蜕各钱半，今以知母多劣，故易以花粉，为蝉蜕发表之力稍弱，又易以薄荷叶。二方任用其一，果能证脉无误，服后覆杯之顷，即可全身得汗。间有畏石膏之凉，将其药先服一半者，服后亦可得汗，后再服其所余，则分毫无汗矣。因其热已化汗而出，所余之热无多也。即此之前后分服，或出汗或不出汗，可不深悟此药发汗之理乎？况石膏硫氧氢钙化合，硫氧之原质，具有发表之力也。有其人身体酸懒，且甚觉沉重，头重懒抬，足重懒举，或周身肌肤重按移时微似有痕，或小便不利，其舌苔白而发腻，微带灰白，其脉浮而濡，至数如常者，此湿温[2]也。其人或久居潮湿之地，脏腑为湿气所侵，或值阴雨连旬，空气之中含水分过度，或因饮食不慎，伤其脾胃，湿郁中焦，又复感受风邪，遂成斯证，宜用药外解其表，内利其湿，则病愈矣。

【处方】 薄荷叶三钱　连翘三钱　小苍术三钱　黄芩三钱　木通二钱　上药五味，先将后四味水煎十余沸，再入薄荷煎七八沸，取清汤一大盅，温服之。若小便不利者，于用药之外，用鲜白茅根六两，去皮切碎，水煎四五沸，取其清汤以之当茶，渴则饮之。若其人肌肤发热，心中亦微觉热者，宜去苍术加滑石八钱[3]。有温病初得作喘者，其肌肤不恶寒而发热，心中亦微觉发热，脉象浮而长者，此乃肺中先有痰火，又为风邪所袭也。宜用《伤寒论》麻杏甘石汤，而更定其分量之轻重。

【更定麻杏甘石汤方】 生石膏一两，捣细　麻黄一钱　杏仁二钱，去皮　甘草钱半　上四味，共煎汤一大盅不先煎麻黄吹去浮沫者，而又重用生石膏以监制之也，因所用只一钱温服。若服后过点半钟，汗不出者，宜服西药阿斯必林一瓦[4]。若不出汗，仍宜再服，以服至出汗为度。盖风邪由皮毛而入，仍使之由皮毛而出也。

[1] 寒解汤载于前三期合编第五卷，治温病方之一。

[2] 温病按病变性质分类，可分为温热病与湿热病两大类。湿温属于湿热病。薛生白《湿热病篇》是湿热病辨证论治的代表作。

[3] 此方以白茅根、滑石之品，即叶天士《外感温热篇》所说温邪"挟湿加芦根、滑石之流……渗湿于热下"法也。

[4] 服之汗不出者，这与麻黄、石膏的用量比例太小有关（原方是1:2，此只1:10），应适当加大麻黄用量，不必服西药。

有温病旬日不解，其舌苔仍白，脉仍浮者，此邪入太阳之府也，其小便必发黄。宜于发表清热药中，加清膀胱之药，此分解法也。今拟二方于下，以便用者相热之轻重而自斟酌用之。

【处方】 滑石一两　连翘三钱　蝉蜕去土足，三钱　地肤子三钱^[1]　甘草二钱　上药五味，共煎一大盅，温服。

【又方】 生石膏捣细，一两　滑石八钱　连翘三钱　蝉蜕去土足，三钱　地肤子三钱　甘草二钱。上药六味，共煎汤一大盅，温服。

有温病至七八日，六经已周，其脉忽然浮起，至数不数，且有大意者，宜用辛凉之剂助之达表而汗解。

【处方】 玄参一两　寸麦冬带心，五钱　连翘二钱　菊花二钱　蝉蜕去土足，二钱　上药五味，共煎汤一大盅，温服。用玄参者，恐温病日久伤阴分也。

有温病多日，六经已周，脉象浮数而细，关前之浮尤甚，其头目昏沉，恒作语，四肢且有扰动不安之意，此乃外感重还太阳欲作汗也。其所欲汗而不汗者，因阴分太亏，不能上济以应阳也。此证若因脉浮而强发其汗，必凶危立见，宜用大滋真阴之品，连服数剂，俾脉之数者渐缓，脉之细者渐大，迨阴气充长^[2]，能上升以应其阳，则汗自出矣。

【处方】 生地黄一两　生怀山药一两　玄参一两，大甘枸杞一两　生净萸肉六钱　柏子仁六钱　生枣仁六钱，捣碎　甘草三钱　上药八味，水煎一大碗，候五分钟，调入生鸡子黄二枚徐徐温饮之，饮完一剂再煎一剂，使昼夜药力相继不断，三剂之后，当能自汗。若至其时，汗仍不出者，其脉不似从前之数细，可仍煎此药送服西药阿斯必林一瓦，其汗即出矣^[3]。

或问：山萸肉原具酸敛之性，先生所定来复汤尝重用之以治汗出不止，此方原欲病者服之易于出汗，何方中亦用之乎？答曰：此中理甚精微，当详细言之。萸肉为养肝熄风之要药，此证四肢之骚扰不安，其肝风固已动也，此方中用萸肉之本意也。若虑用之有妨于出汗，

[1] 二方皆用地肤子者，《神农本草经》言其"主膀胱热，利小便"。

[2] 仲圣曰："脉浮者，里虚也。"（六·4）阴虚脉浮，法当滋阴。凭脉测病，良医之所为也。

[3] 此方可加入薄荷、连翘、蝉蜕等药，既滋阴，又透邪，则"汗即出矣"。

是犹未知萸肉之性。盖萸肉之味至酸，原得木气最全，是以酸敛之中，大具条畅之性，《本经》谓其逐寒湿痹是明征也。为其味酸敛也，故遇元气不能固摄者，用之原可止汗；为其性条畅也，遇肝虚不能疏泄者，用之又善出汗。如此以用萸肉，是皆得之临证实验之余，非但凭诸理想而云然也。若果服药数剂后，其脉渐有起色，四肢不复扰动，即去萸肉亦无妨，其开始服药时，萸肉则断不能去也。

有未病之先，心中常常发热，后为外感触发，则其热益甚，五心烦躁，头目昏沉，其舌苔白厚，且生芒刺，其口中似有辣味，其脉浮数有力者，此伏气化热已入心包，而又为外感束其外表，则内蕴之热益甚，是以舌有芒刺且觉发辣也。宜用凉润清散之剂[1]，内清外解，遍体得透汗则愈矣。

【处方】 鲜地黄一两　玄参一两　天花粉一两　知母五钱　寸麦冬带心，五钱　西药阿斯必林两瓦　上药先煎前五味，取清汤两大盅，先温服一大盅，送服阿斯必林一瓦。若一次后汗未出，热亦未消者，可再温服一盅，送服阿斯必林一瓦。若汗已出、热未尽消者，药汤可如前服法，阿斯必林宜斟酌少服。

按语： 张锡纯为中西医结合的开创者和实践者之一，学贯古今，衷中参西，主张古为今用，洋为中用，其心可嘉。他所处年代正是西学东渐之际，中西医结合尚处于探索、尝试之萌芽阶段。从其著作中可以窥见，张锡纯独崇阿司匹林的发汗退热作用。

从西医药物学来说，阿司匹林为解热镇痛常用药，并有消炎、抗风湿作用，近年来又发现其新的作用。从中西医结合角度，中西药并用，以图提高疗效方面，张锡纯中药与西药（阿司匹林）并用无可非议。但是，作为中医药工作者，如何充分发挥中医药学在诊病、治疗方面的优势及特点，这不但具有重大的现实意义，而且具有深远的历史意义。总之，中国医药学这个"宝库"应当珍惜，传承下来，发扬光大！

[1] 此病既曰"宜用凉润清散之剂"，而处方却不用辛凉透汗之药，反"送服阿司匹林"，值得反思。

52检